中医历代名家学术研究丛书

主编 潘桂娟

张元素

郑洪新 赵鸿君 编著

Academic Research Series of Famous
Doctors of Traditional Chinese
Medicine through the Ages

"十三五"国家重点图书出版规划项目

中国中医药出版社

·北 京·

图书在版编目（CIP）数据

中医历代名家学术研究丛书.张元素/潘桂娟主编；郑洪新，
赵鸿君编著.—北京：中国中医药出版社，2017.9
ISBN 978-7-5132-1759-0

Ⅰ.①中… Ⅱ.①潘… ②郑… ③赵… Ⅲ.①脏腑辨证—
临床医学—经验—中国—辽宋金元时代 Ⅳ.① R249.1

中国版本图书馆 CIP 数据核字（2013）第 291780 号

中国中医药出版社出版

北京市朝阳区北三环东路 28 号易亨大厦 16 层
邮政编码 100013
传真 010 64405750
河北新华第二印刷有限责任公司印刷
各地新华书店经销

开本 880×1230 1/32 印张 7.5 字数 192 千字
2017 年 9 月第 1 版 2017 年 9 月第 1 次印刷
书号 ISBN 978 – 7 – 5132 – 1759 – 0

定价 45.00 元
网址 www.cptcm.com

社 长 热 线 010-64405720
购 书 热 线 010-89535836
侵 权 打 假 010-64405753

微信服务号 zgzyycbs
微商城网址 https://kdt.im/LIdUGr
官方微博 http://e.weibo.com/cptcm
天猫旗舰店网址 https://zgzyycbs.tmall.com

如有印装质量问题请与本社出版部联系（010 64405510）

项目来源及国家重点图书出版计划

2005 年度国家"973"计划课题"中医理论体系框架结构与内涵研究"（编号：2005CB532503）

2009 年度科技部基础性工作专项重点项目"中医药古籍与方志的文献整理"（编号：2009FY120300）子课题"古代医家学术思想与诊疗经验研究"

2013 年度国家"973"计划项目"中医理论体系框架结构研究"（编号：2013CB532000）

国家中医药管理局重点研究室"中医理论体系结构与内涵研究室"建设规划

"十三五"国家重点图书、音像、电子出版物出版规划（医药卫生）

前言

中医理论肇始于《黄帝内经》《难经》，本草学探源于《神农本草经》，辨证论治及方剂学发轫于《伤寒杂病论》。在此基础上，历代医家结合自身的思考与实践，提出独具特色的真知灼见，不断革故鼎新，充实完善，使得中医药学具有系统的知识体系结构、丰富的原创理论内涵、显著的临床诊治疗效、深邃的中国哲学背景和特有的话语表达方式。历代医家本身就是"活"的学术载体，他们刻意研精，探微索隐，华叶递荣，日新其用。因此，中医药学发展的历史进程，始终呈现出一派继承不泥古、发扬不离宗的繁荣景象。

中国中医科学院中医基础理论研究所，自 2008 年起相继依托 2005 年度国家"973"计划课题"中医学理论体系框架结构与内涵研究"、2009 年度科技部基础性工作专项重点项目"中医药古籍与方志的文献整理"子课题"古代医家学术思想与诊疗经验研究"、2013 年度国家"973"计划项目"中医理论体系框架结构研究"，以及国家中医药管理局重点研究室"中医理论体系结构与内涵研究室"建设规划，联合北京中医药大学等 16 所高等院校及科研和医疗机构的专家、学者，选取历代具有代表性或学术特色突出的医家，系统地阐释与解析其代表性学术思想和诊疗经验，旨在发掘与传承、丰富与完善中医理论体系，为提升中医师理论水平和临床实践能力和水平提供参考和借鉴。本套丛书即是此系列研究阶段性成果总结而成。

综观历史，凡能称之为"大医"者，大都博览群书，学问淹博赅洽，集百家之言，成一家之长。因此，我们以每位医家独立成书，尽可能尊重原著，进行总结、提炼和阐发。此外，本丛书的另一个特点是，将医家特色学术观点与临床实践相印证，尽可能选择一些典型医案，用以说明理论的实践价值，便于临床施用。本丛书现已列入《"十三五"国家重点图书、音像、电子出版物出版规划》中的"医药卫生"重点图书出版计划，并将于"十三五"期间完成此项出版计划，拟收载历代 102 名中医名家，总字数约 1600 万。

丛书各分册作者，有中医基础学科和临床学科的资深专家、国家及行业重点学科带头人，也有中青年教师、科研人员和临床医师中的学术骨干，分别来自全国高等中医院校、科研机构和临床单位。从学科分布来看，涉及中医基础理论、中医各家学说、中医医史文献、中医经典及中医临床基础、中医临床各学科。全体作者以对中医药事业的拳拳之心，共同努力和无私奉献，历经数年成就了这份艰巨的工作，以实际行动切实履行了传承、运用、发展中医药学术的重大使命。

在完成上述科研项目及丛书撰写、统稿与审订的过程中，研究团队暨编委会和审订委员会全体成员，精益求精之心始终如一。在上述科研项目负责人、丛书总主编、中国中医科学院中医基础理论研究所潘桂娟研究员主持下，由常务副主编张宇鹏副研究员、陈曦副研究员及各分题负责人——翟双庆教授、刘桂荣教授、郑洪新教授、邢玉瑞教授、钱会南教授、马淑然教授、文颖娟教授、陆翔教授、杨卫彬研究员、崔为教授、柳亚平副教授、江泳副教授、王静波博士等，以及医史文献专家张效霞副教授，分别承担或参与了团队的组织和协调，课题任务书和丛书编写体例的起草、修订和具体组织实施，各单位课题研究任务的落实和分册文稿编写和审订等工作。编委会还多次组织工作会议和继续教育项目培训，组织审订委员会专家复审和修订；最终由总主编逐册复审、修订、统稿并组织作者再次修订各分册文稿。自 2015 年 6 月开始，编委会将丛书各分册文稿陆续提交中国中医药出版社，拟于 2019 年 12 月之前按计划完成本套丛书的出版。

2016 年 3 月，国家中医药管理局颁布了《关于加强中医理论传承创新的若干意见》，指出"加强对传承脉络清晰、理论特色鲜明的古代医家的学术思想研究，深入研究中医对生命、健康与疾病认知理论，系统总结中医养生保健、防病治病理论精华，提升中医理论指导临床实践和产品研发的能力，切实传承中医生命观、健康观、疾病观和预防治疗观"。上述项目研究及丛书的编写，是研究团队对国家层面"加强中医理论传承与创新"号召的积极响应，体现了当代中医学人敢于担当的勇气和矢志不渝的追求！通过此项全国协作的系统工程，凝聚了中医医史、文献、理论、临床研究的专门人才，培育了一支专业化的学术队伍。

在此衷心感谢中国中医科学院及其所属中医基础理论

研究所、中医药信息研究所、研究生院，以及北京中医药大学、陕西中医药大学、山东中医药大学、云南中医学院、安徽中医药大学、辽宁中医药大学、浙江中医药大学、成都中医药大学、湖南中医药大学、长春中医药大学、黑龙江中医药大学、南京中医药大学、河北中医学院、贵阳中医药大学、中日友好医院等 16 家科研、教学、医疗单位，对此项工作的大力支持！衷心感谢中国中医药出版社有关领导及华中健编审、伊丽萦博士及全体编校人员对丛书编写及出版的大力支持！

本丛书即将付梓之际，百余名作者感慨万千！希望广大读者透过本丛书，能够概要纵览中医药学术发展之历史脉络，撷取中医理论之精华，传承千载临床之经验，为中医药学术的振兴和人类卫生保健事业做出应有的贡献！

由于种种原因，书中难免有疏漏之处，敬请读者不吝批评指正，以促进本丛书不断修订和完善，共同推进中医药学术的继承与发扬！

《中医历代名家学术研究丛书》编委会
2016 年 9 月

凡
例

一、本套丛书选取的医家，均为历代具有代表性或特色学术思想与临床经验的名家，包括汉代至晋唐医家 6 名、宋金元医家 18 名、明代医家 25 名、清代医家 46 名、民国医家 7 名，总计 102 名。每位医家独立成册，旨在对医家学术思想与诊疗经验等内容进行较为详尽的总结阐发，并进行精要论述。

二、丛书的编写，本着历史、文献、理论研究有机结合的原则，全面解读、系统梳理和深入研究医家原著，适当参考古今有关该医家的各类文献资料，对医家学术思想和诊疗经验，加以发掘、梳理、提炼、升华、概括，将其中具有理论意义、实践价值的独特内容阐发出来。

三、丛书在总体框架上，要求结构合理、层次清晰；在内容阐述上，要求概念正确、表述规范，持论公允、论证充分，观点明确、言之有据；在分册体量上，鉴于每个医家的具体情况不同，总体要求控制在 10 万～20 万字。

四、丛书每一分册的正文结构，分为"生平概述""著作简介""学术思想""临证经验"与"后世影响"五个独立的内容范畴。各分册将拟论述的内容按照逻辑与次序，分门别类地纳入以上五个内容范畴之中。

五、"生平概述"部分，主要包括医家姓名字号、生卒年代、籍贯等基本信息，时代背景、从医经历以及相关问题的考辨等。

六、"著作简介"部分，逐一介绍医家的著作名称（包括现存、已经亡佚又经后人辑复的著作）、卷数、成书年代、主要内容、学术价值等。

七、"学术思想"部分，分为"学术渊源"与"学术特色"两部分进行论述。前者重在阐述医家之家传、师承、私淑（中医经典或前代医家思想对其影响）关系，重点发掘医家学术思想的历史传承与学术渊源；后者主要从独特的学术见解、学术成就、学术特点等方面，总结医家的主要学术思想特色。

八、"临证经验"部分，重点考察和论述医家学术著作中的医案、医论、医话，并有选择地收集历代杂文笔记、地方志等材料，从中提炼整理医家临床诊疗的思路与特色，发掘、总结其独到的诊治方法。此外，还根据医家不同情况，以适当方式选录部分反映医家学术思想与临证特色的医案。

九、"后世影响"部分，主要包括"学术影响与历代评价""学派传承（学术传承）""后世发挥"和"国外流传"等内容。其中，对医家的总体评价，重视和体现学术界共识和主流观点，在此基础上，有理有据地阐明新见解。

十、附以"参考文献"，标示引用著作名称及版本。同时，分册编写过程中涉及的期刊与学位论文，以及未经引用但能体现一定研究水准的期刊与学位论文也一并列出，以充分体现对该医家研究的整体状况。

十一、附以丛书全部医家名录，依照年代时间先后排列，以便查检。

十二、丛书正文标点符号使用，依据《中华人民共和国国家标准标点符号用法》（GB/T 15834–2011）。医家原书中出现的俗字、异体字等一律改为简化正体字，个别不能对应简化字的繁体字酌予保留。

《中医历代名家学术研究丛书》编委会

2016 年 9 月

内容提要

　　张元素，字洁古，约生于 1130 年，卒年不详；河北易州（易水）人，宋金时期著名医学家，"易水学派"的开创者。著有《医学启源》《脏腑标本寒热虚实用药式》《洁古珍珠囊》等。张元素发扬脏腑病机辨证理论，重视五运六气病机证治，首创中药引经报使理论，规范脏腑虚实标本用药式，阐发气味厚薄与制方法度等，为中医理论体系的发展做出了重大贡献。本书内容，包括张元素的生平概述、著作简介、学术思想、临证经验、后世影响等。

编写说明

张元素，字洁古，晚号洁古老人，约生于南宋建炎四年（1130），卒年不详；河北易州（易水）人，宋金时期著名医学家，"易水学派"的开创者。代表著作有《医学启源》《脏腑标本寒热虚实用药式》《洁古珍珠囊》等。张元素发扬脏腑病机辨证理论，重视五运六气病机证治，首创中药引经报使理论，规范脏腑虚实标本用药式，阐发气味厚薄与制方法度等，为中医理论体系的发展做出了重大贡献。张璧（云岐子，张元素之子）、李杲（东垣）、王好古（海藏）、罗天益（谦甫，李杲弟子）等名医大家，传承易水洁古老人之学，明清时期薛己（立斋）、李中梓（念莪）等私淑者众多，对于中医学理论体系的发展影响深远。

1978年，北京中医学院任应秋教授对张元素的代表作《医学启源》进行点校，由人民卫生出版社出版，此乃迄今为止关于《医学启源》的最佳文献研究专著。2007年，中国中医药出版社主持《唐宋金元名医全书大成》（原国家新闻出版总署"十五"重点规划图书），《张元素医学全书》由郑洪新主编，首次系统整理张元素所著医书三部，并专题论述张元素学术思想。近50年，中医药学相关期刊发表400余篇研究论文，分别对张元素的生平、代表著作、学术思想、临证经验以及易水学派的学术源流、后世影响等进行研究。上述文献对于传承张元素及易水学派的学术思想和临床诊疗经验，具有重要的意义和作用。

本书旨在全面系统整理、归纳著名医家张元素的学术思想与源流，探讨、发掘其代表性、原创性的理论和学说，总结提炼其独特的临床经验与辨证论治规律，以冀对中医药学的理论研究和临床实践发挥指导作用。

本书引用张元素著作所依据的主要版本为：《医学启源》，采用任应秋点校 1978 年人民卫生出版社铅印本；《洁古珍珠囊》，采用《济生拔萃·洁古老人珍珠囊》1938 年上海涵芬楼影印元刻本；《脏腑标本寒热虚实用药式》，采用《周氏医学丛书·脏腑标本寒热虚实用药式》1936 年福慧双修馆藏版影印本。

本书集张元素所编撰医学著作之大成，旁征史书以及相关中医药学著作，参考近现代研究论文，对张元素的从医经历、代表著作、学术思想、临证经验、后世影响等加以阐述，以学术思想的原创性、临床经验与特色诊疗的应用性为重点，突出中医名家独有建树的理论创新和临证经验精华，从而为继承中医历代名家的创新理论，提高临床预防和治疗疾病的水平，发展中医药学理论体系做出新的贡献！

参加本书编写的人员还有李敬林、邓洋洋、张冰冰、张晓玮、燕燕。

衷心感谢参考文献的作者以及支持本项研究的各位同仁！

辽宁中医药大学　郑洪新　赵鸿君

2015 年 6 月

目录

张元素

生平概述

张元素，字洁古，晚号洁古老人，约生于 1130 年，卒年不详，河北易州（易水）人，宋金时期著名的医学家，为"易水学派"的开创者，著有《医学启源》《脏腑标本寒热虚实用药式》《洁古珍珠囊》等。张元素发扬脏腑辨证理论，重视五运六气病机证治，首创中药引经报使理论，规范脏腑虚实标本用药式，阐发气味厚薄与制方法度等，为中医理论体系的发展做出了重大贡献。

一、时代背景

（一）宋金时期的社会背景

宋朝（960—1279）是中国历史上承五代十国、下启元朝的时代。宋太祖赵匡胤陈桥兵变，黄袍加身，因其发迹在宋州，故国号曰"宋"。宋朝根据首都及疆域的变迁，可再分为北宋与南宋。北宋（960—1126）是与辽、夏、金对峙时期，定都汴梁（今开封）。靖康年间，金兵攻陷汴京，北宋遂亡。宋高宗赵构在临安（今杭州）重建宋王朝，偏安于淮水以南，史称南宋（1127—1279）。南宋与金朝为并存政权，故又称为宋金时期。

张元素生活在宋金时期，其学术思想的形成和发展受到当时社会政治因素和经济因素的影响，同时也保留着大背景下文化的痕迹。

1. 社会背景

唐朝后期安史之乱后，中国社会进入长期分裂时期，从唐朝晚期的藩镇割据，到五代十国的分裂，又到辽、宋、夏、金多个政权并立。在这两百多年的时间里，各政权之间为了维护统治及争夺土地，展开了无休止的战争，不但破坏了社会生产力，也直接导致了疾病的流行。天灾及疫病频繁爆发，一些具有时代特征的新疾病出现。以中原地区为例，由于战事频繁，社会生产遭到破坏，人民流离失所，饥不裹腹，忧思内伤，导致脾胃病盛行。各种疾病的流行，一方面对医学提出了更高的要求，迫使行医者努力探求新的治病方法和手段，以应付现实需求；另一方面使得他们在实践中提高自己的理论和临床水平，又为当时医学的发展提供了机会。

同时，各少数民族入主中原，许多汉族知识分子受传统的儒家思想和华夷观念的影响，耻于入仕于少数民族政权、为夷族政权效力。受宋时宰相范仲淹"不为良相，则为良医"的影响，许多知识分子为了实现经济天下的愿望，纷纷转投医学，形成一个儒医群体，为中医学的发展输入了新鲜血液，提供了优良的人才资源，有利于促进中医学理论的发展和创新。

2. 经济背景

两宋政权长期推行的对少数民族政权的"和降"政策，虽然使两宋政权每年不得不为辽、夏、金、元等少数民族政权输送大量的金银、牲畜、布帛等财物，但在客观上却换得了江南一隅的稳定，为南方社会经济的发展提供了一个相对稳定的环境，促进了江南经济的发展，到南宋时出现"苏湖熟，天下足"的景象。中国历史上长期以来以中原地区为全国经济中心的格局，到此时发生转变，经济中心由北方转移到南方。

经济的发展又促进了商业贸易的发展。就各政权内部而言，各种物资得以在其统治范围内流通交换，各政权之间虽然在边境线上集结重兵，但同时边境线上也多设有用于商业贸易的"榷场"（相当于今天的边贸口岸）。他们在榷场上交换药材、马匹、瓷器、布帛等器物，促进了药品物资及医疗技术在各政权中的流通和交换，因而对外贸易出现了繁荣局面。宋朝设置专门管理对外贸易的行政机构——市舶司。这种大规模的对外贸易不但带来许多的海外药物，尤以香料药物为多，如豆蔻、乳香、沉香、龙脑、檀香、木香、胡椒等，而且许多外来医学也随着这种贸易往来而传入我国，如阿拉伯医学、波斯医学以及回回医学等。一方面，这种同海外的贸易往来丰富了我国本草学，医家在临证用药时有了更多的选择，为香药的运用打下了基础，使理气和胃、健脾燥湿、芳香开窍、活血化瘀法得到迅速发展；另一方面，外来医学的先进成分和制药工艺为我国医家接收，如阿拉伯医学将多种中药制成露剂，用金箔、银箔包裹中成药等工艺，为中医药剂型的多样化提供了借鉴，促进了中药制剂学的发展。

（二）宋金时期的文化背景

宋金时期的知识分子们，在看到自唐后期以来的国家长期分裂、频繁的战争及少数民族入主中原的现实后，对自汉唐以来建立的正统政治哲学及经学思想产生了严重的怀疑，于是在思想界兴起了一股疑古的思潮，他们试图从以前的传统经典中寻找答案，以求复兴儒家伦理，重整封建社会纲常，以恢复汉唐时期的社会秩序和伦理纲常。就是在这样的背景下，一种全新的融合儒、道、佛及魏晋玄学某些成分的新哲学——理学，应运而生。理学是宋金时期的新儒学，它重视研究儒家经典著作，从经典中搜寻符合其思想理论需要的条文、篇章进行阐述和发挥，以适应时代思想意识的需求。其主要代表人物有程颐、程颢、朱熹、陆九渊等。由于理学是具有思辨性的新儒学，符合时代的需求，有利于社会的稳定，因此备受统治阶级青睐，成为官方的统治哲学，以至于之后的科举考试都要以理学家对古经典的解释为标准，理学的地位日益显赫，其影响深深地渗透到国家政治、经济、社会生活、科学技术等各个方面。

据《四库全书总目提要》记载："儒之门户分于宋，医之门户分于金元。观元好问《伤寒会要序》，知河间之学与易水之学争；观戴良作《朱震亨传》，知丹溪之学与宣和局方之学争也。然儒有定理而医无定法，病情万变，难守一宗，故今所叙录，兼众说焉。"这一时期许多医家的医学思想也受到理学的影响，理学之太极、气化、体用、先天后天等理论，在解释世界的本原、世界的运动本质、阴阳的互根互化、人欲与养生等方面的关系上，与传统的中医学理论极为贴近，于是为当时的医家利用，来解释人体的生理病理，为当时医家的理论创新提供了思想基础，对中医学发展产生极为深刻的影响。对经典理论的认识、临床实践的体会、各自的师承关系等不同，对医学流派形成产生了重要的影响。宋金时期医家学术争鸣，以刘完素的河间学派、张元素的易水学派为代表，促进了医学的进步和发展。

（三）宋金时期的科技与医学背景

1. 科技背景

宋金时期，我国的科学技术取得长足的发展。北宋布衣毕昇发明的活字印刷术是人类印刷史上的一次飞跃，促进了人类文明的传播。大量的医学著作也在此时得以刊印发行，加快了中医学的传播与普及速度，使更多的医家及文儒们有机会阅读各种中医文献书籍，提高了研究水平，为宋金医学的创新打下了理论基础。此外，这一时期物理、天文、地理等学科的发展，为远洋航行创造了条件，指南针在南宋时开始用于航海业。这种远洋航行有利于促进中医学同外国医学的交流，许多外来药物与医学技术在这时进入中国，为中医学的发展注入了新的元素。

2. 医学背景

宋金时期，各政权统治者对医学超乎寻常的重视促进了中医学的发展。宋朝统治者颁布了许多促进中医学发展的诏令，设立了政府医药卫生行政机构，如翰林医官院、尚药局、御药院、太医局、校正医书局、惠民药剂局等，专门负责与医药相关的事务。此外，宋朝统治者还大规模地组织人员校正、整理、出版各种医学书籍，如林亿等人主持校勘《素问》《灵枢经》《伤寒论》《金匮要略方论》等古代医籍，政府组织编写《太平圣惠方》《太平惠民和剂局方》等，为中医学的传播提供了物质载体，促进了中医学的发展。

由于新儒学特别是理学的影响，五运六气学说兴旺于宋，鼎盛于金元。最早专论运气的医学书籍，为宋哲宗元符二年（1099）刘温舒《素问入式运气论奥》。其后，很多医书都重视运气与疾病发生、防治的关系。如《本草衍义》《三因极一病证方论》《圣济总录》等。

宋代医学考试，以运气为6种必修科目之一。6种必修科目，其一，墨义，即试验记问；其二，脉义，即试验察脉；其三，大义，即试验天地之奥及脏腑之源；其四，论方，即试验古人制方佐辅之法；其五，假令，即试验证候方治；其六，运气，即试验一岁之阴阳及人身感应之理。因此，运气学说在中医学的应用更加广泛。

运气学说对张元素的学术思想有重要影响，《医学启源》不仅论述天地六位藏象，还从五郁之病、六气主治要法、五运六气主病、六气方治进行解析，并创造药类法象的中药分类方法等。张元素阐发传承运气学说，同时又提出新的见解，其云"运气不齐，古今异轨，古方新病不相能也"（《金史·列传第六十九》），从而独树一帜，自成一家。

二、生平纪略

张元素，字洁古，河北易州人，为宋金时期著名医学家。

张元素的生平，主要见于《金史·列传第六十九》《医学启源·张序》《古今医统大全·历世圣贤名医姓氏》等。据《金史·列传第六十九》记载："张元素，字洁古，易州人。八岁试童子举。二十七试经义进士，犯庙讳下第。乃去学医，无所知名。夜梦有人用大斧长凿，凿心开窍，纳书数卷于其中，自是洞彻其术。河间刘完素病伤寒八日，头痛脉紧，呕逆不食，不知所为。元素往候，完素面壁不顾。元素曰：何见待之卑如此哉？既为诊脉，谓之脉病云云。初服某药，用某味乎？曰：然。元素曰：子误矣。某药性寒，下降走太阴，阳亡，汗不能出。今脉如此，当服某药则效矣。完素大服，如其言遂愈。元素自此显明。元素治病不用古方，其说曰：运气不齐，古今异轨，古方新病不相能也。自为家法云。"

史籍记载了张元素的生平，8 岁考童生，27 岁考进士，因错用已故皇帝之"庙讳"，科举不利而落第，去仕学医。张氏记诵广博，精勤不倦，以致梦寐以求，自是医术洞彻。刘完素病伤寒，门人请张元素诊之，完素见之面壁不顾，但闻元素辨析医理，竟大服其能，如其所治而愈，从此扬名。

关于张元素"犯庙讳下第"，有学者考证，事实上，张元素实为"及第"之人，即通过了经义进士考试，其举经义进士时间为 1149 年，为金世宗时期。《易县县志》载："张元素任涿州学正。"学正主管监察学、考二政。易县医家张润杰亦曾提道"张元素于涿州管理考务"。

关于张元素的生年，一般皆谓之"大约与刘完素同时而年辈略晚"。

考《金史》《古今医统大全》等古代著作，旁证于现代学者对张元素的研究，张元素的生年约在 1130 年。

第一个时间节点，为史书记载的张元素科举时间。任翼依据《金史·列传第六十九》"八岁试童子举，二十七试经义进士"明确记载，考证《金史·选举志》正隆元年（1156）确有经义科出题考试之记载，而其前后又都不曾开科。所以，张元素试经义进士应在该年，其年张氏 27 岁，再退后 19 为 8 岁。试童子举时为 1137 年。如此推算，张元素生年当为金太宗天会八年，即 1130 年比较合适。

第二个时间节点，为李杲（东垣）师事张元素的时间。《古今医统大全·历世圣贤名医姓氏》记载，李东垣"幼明敏，性好医。闻易老张元素以医鸣，携千金往从之，数年尽得其妙"。李东垣生于 1180 年，从师张元素，当在幼年 15 岁左右，大致在 1195 年前后。张元素 27 岁之后弃仕从医，又二十余年精心专研，其后显明。当时张元素名闻天下，约有 60 年。符友丰从《医学启源·张序》所载张元素成名较晚、为河间治病的态度以及李东垣（1180—1251）投师等推测，洁古约生于 1130 年，恰好与河间约生于 1120 年差 10 岁。

吴昊天等对张元素生平的补正，认为张元素出生于 1129 年，为易州五廻县军士村人，死后葬于易县张氏祖茔。张元素名中"元"字与"完"字音、形均极为相似，故犯金代统治者完颜氏之名讳。

三、从医经历

据《金史·列传第六十九》《医学启源·张序》，张元素由于科举不利，27 岁之后弃仕从医，潜心医学，从事医学研究。经历二十余年，勤奋专研，博览群书，甚至"其夜梦人柯斧长凿，凿心开窍，纳书数卷于其中，见其题曰《内经主治备要》，骇然惊悟"，才有"心目洞彻，传道轩辕，指挥秦越"之功。其后，为刘完素诊治疾病，"一服而愈"，自是名扬天下。张元素治病，不用古方，谓之"古方今病，甚不相宜"，具创新意识，树独到之见，立法处方，"刻期见效"，因此，世称"神医"。

张元素阐发《内经》《中藏经》等关于脏腑病机及其辨证论治的理论，有张璧（云岐子）、李杲（东垣）、王好古（海藏）、罗天益（谦甫）等医家传承与发展，自成学术体系。因张元素所居河北易州，故称"易水学派"。

易水学派倡脏腑病机辨证，在脾胃学说、温补脾肾等方面研究尤其见长，对明清温补学派医家如薛己、李中梓、张介宾很有影响。

张元素

著作简介

一、现存医学著作 🦢

（一）《医学启源》

全书 3 卷，卷之上重点论述脏腑虚实寒热脉证、病因病机、主治心法等；卷之中论述《内经》主治备要及六气方治；卷之下为用药备旨。

任应秋"点校叙言"称："张元素曾编写过一本《医学启源》来教李杲，杲的医学竟得大成。"任氏以此书为学医入门之书，并认为足以完全反映出张元素毕生的学术思想。

该书初刊于金大定二十六年（1186）。现存最早刊本为元刻本，藏于上海图书馆。另有明成化八年刊本，藏于北京图书馆、中国中医科学院图书馆等。通行本为任应秋点校铅印本（1978），由人民卫生出版社出版。

（二）《脏腑标本寒热虚实用药式》

该书又名《脏腑标本药式》。全书系统阐述五脏六腑（包括命门）的本病标病、虚实寒热的用药及其机理，言简意赅，可为范式。

该书首见于明代李时珍著《本草纲目·序例》，题为《脏腑虚实标本用药式》。其后，收录于清代赵术堂著《医学指归·本草脏腑虚实标本用药式》以及清代周学海刻本《周氏医学丛书·脏腑标本药式》、陈侠君编《中西医学群书·脏腑标本药式》。

（三）《洁古珍珠囊》

该书又名《洁古老人珍珠囊》。全书列举常用中药的性味、归经、主治、功效及注意事项等。李时珍赞曰："书凡一卷，金易州明医张元素所著……辨药性之气味、阴阳、厚薄、升降、浮沉、补泻、六气、十二经，及随证用药之法，立为主治、秘诀、心法、要旨，谓之《珍珠囊》，大扬医理。"(《本草纲目·序例·洁古珍珠囊》)

该书约成书于金天兴三年（1234），辑入元代杜思敬《济生拔萃·洁古老人珍珠囊》，并为明代李时珍《本草纲目·序例》收录，题为《洁古珍珠囊》。

二、残存或仅存书目的医学著作

（一）《黄帝八十一药注难经》

该书又名《药注难经》，原题战国·秦越人（号扁鹊）撰、金·张元素（字洁古）注。为《黄帝八十一难经》之注本，现仅见抄本，残存一难至七十四难，藏于中国中医科学院图书馆。

（二）《洁古家珍》

撰年不详。原传本已佚，其辑本见于元代杜思敬《济生拔萃》。

（三）《产育保生方》《洁古本草》

据裘沛然主编《中国医籍大辞典》记载，现仅存书目，成书年代和内容未详。《产育保生方》，见《医学源流》;《洁古本草》，见《国史经籍志》。

三、张元素父子的医学著作

据薛清录主编《中国中医古籍总目》，尚有张元素父子著作。《洁古老人注王叔和脉诀》10卷，张璧（云岐子）述，张元素（洁古）注，藏于中医科学院图书馆。《云岐子七表八里九道脉诀论并治法》，张璧（云岐子）述，张元素（洁古）注，见《济生拔萃》。

此外，《云岐子保命集论类要》《云岐子论经络迎随补泻法》，亦见于

《济生拔萃》。

四、《病机气宜保命集》作者存疑

《病机气宜保命集》，又名《素问病机气宜保命集》，简称《保命集》，刻行于宋理宗淳祐十一年（1251），卷首杨威序称本书为金·刘完素所著。刘完素自序中，称成书于宋孝宗淳熙十三年（金世宗大定二十六年，1186年）。

（一）《病机气宜保命集》与《活法机要》《伤寒保命集论类要》

《中国医籍考》载："（东垣）著作甚多，惟有《药用珍珠囊》《脾胃论》……《五经活法机要》《兰室秘藏》……刊行。"

张元素《医学启源·卷之上》"咳嗽"云："痰有五证，风、气、热、寒、温也，详见《活法机要》中。"王好古《医垒元戎·少阴证》云："洁古老人天麻丸，治证见《活法机要》。"根据文意，应为张元素教授学子之书。

元·杜思敬《济生拔萃》（上海涵芬楼影印元刻本）所载《活法机要》未注明作者，书名下小注云："东垣与《洁古家珍》及刘守真《病机保命》大同而小异矣。"根据文意，当为李东垣所著。

任应秋先生《中医各家学说》云：李杲著书，包括《活法机要》1卷。

综上所述，《活法机要》出自张元素学术思想，李东垣加以整理编撰，以指导临床实践，启示后人。

此外，尚有《保命集》一书。张元素之子张璧（云岐子）著《伤寒保命集论类要》，简称《保命集》，元·杜思敬辑入《济生拔萃》。亦见于王好古《医垒元戎·太阳证》："伤寒六经所感形证，合用汗、下、吐、和解等汤丸……云岐子《保命集》载之详者，此不复重录数。"再如，李时珍《本草纲目·防葵》记载："附方：……伤寒动气，伤寒汗下后，脐左有动气，防葵散，用防葵一两、木香、黄芩、柴胡各半两，每服半两，水一盏半，煎八分，温服（云岐子《保命集》）。"但是，云岐子《保命集》与《素问病机气宜保命集》内容相差较大，非同一《保命集》。

李时珍《本草纲目序例·历代诸家本草·洁古珍珠囊》载：张元素"又著《病机气宜保命集》四卷，一名《活法机要》。后人误作河间刘完素所著，伪撰序文词调于卷首以附会之。其他洁古诸书，多是后人依托，故驳杂不伦"。

（二）《病机气宜保命集》的作者

1. 张元素著《病机气宜保命集》

《四库全书总目提要》《补辽金元艺文志》皆从李时珍说，改题张元素著。《四库全书总目提要·子部十四·医家类二》记载："《病机气宜保命集》三卷（两淮盐政采进本），金·张元素撰。元素，字洁古，易州人。八岁应童子举。二十七试进士，以犯庙讳下第。乃去而学医，精通其术。因抒所心得，述为此书。凡分三十二门，首原道、原脉、摄生、阴阳诸论，次及处方用药、次第加减、君臣佐使之法，于医理精蕴，阐发极为深至。其书初罕传播，金末杨威始得本刊行，而题为河间刘完素所著。明初宁王权重刊，亦沿其误，并伪撰完素序文词调于卷首以附会之。至李时珍作《本草纲目》，始纠其谬，而定为出于元素之手，于序例中辨之甚明。考李濂《医史》，称完素尝病伤寒八日，头痛脉紧，呕逆不食，元素往候，令服某药。完素大服，如其言遂愈。元素自此显名。是其造诣深邃，足以自成一家，原不必托完素以为重。今特为改正，其伪托之序亦并从删削焉。"

陈邦贤《中国医学史·金元医学的成就》云："张洁古撰《病机气宜保命集》三卷，分三十二门，首原道、原脉、摄生、阴阳诸论，次及处方用药、次第加减、君臣佐使之法，于医理精蕴，极为深至，比之完素之说有所区别了。"

近贤金寿山先生撰有《关于〈素问病机气宜保命集〉的作者问题》一文。文中提出："本书原为张元素所著，而且在张氏著作中是较完整的一本，可能即为《活法机要》或《洁古家珍》的原本，惜后两书经杜思敬删节，今已不能见其全貌。李时珍说本书一名《活法机要》，殆属可信。"证据之一，是以书中大量内容与张元素及其弟子李东垣、王好古著书内容及刘完素著书内容进行比对，认为"《原脉论》中强调脉、元气、胃气，《摄生论》中强调四气调神，《病机论》强调五脏苦欲不同，《本草论》强调药性气味阴阳厚薄、胃气为本以及七方十剂等等，又都是元素的论点"。至于杂有刘完素的论点，这是因为张元素的医学思想，在一定程度上原受着刘完素的影响，如元素自制新方的精神，以及对热病的处理，大都取法于刘氏。二是王好古著《医垒元戎》引元素方，每言见《活法机要》可为旁证。

2. 刘完素著《病机气宜保命集》

日·丹波元胤《医籍考》认为，《病机气宜保命集》的作者为刘完素。证据有二：一是按线溪野老刘守真《三消论》跋云："麻徵君寓汴梁日，访先生后裔，就其家得《三消论》《气宜病机》之书。"据考，徵君则麻九畴，为张子和之友，为同时代人，其言若此。二是明代杜思敬《济生拔粹》称，东垣《活法机要》与《洁古家珍》及刘守真《保命》大同小异。杜思敬编集《济生拔粹》于延祐二年（1315），距金代刘守真之时尚未久远，故其说可参。今人受此影响，从丹波说者有之。

综上所述，根据诸多证据，可以认定：

《病机气宜保命集》原为张元素所著，是书观点、内容等，反映出张元素学术思想，与《医学启源》《洁古家珍》及李东垣《活法机要》等文字相近。

张元素

学术思想

张元素的学术思想，主要渊源于《内经》《难经》《伤寒杂病论》《神农本草经》，谓"医家宗《内经》法，学仲景心，可以为师矣"，并取法于《中藏经》《小儿药证直诀》。但张元素并不拘泥古训，具有创新思维，其云："运气不齐，古今异轨，古方新病不相能。"治病不用古方，独树一帜，在脏腑辨证、制方遣药等方面自成一家。

一、学术渊源

张元素的学术思想，渊源于《内经》《伤寒杂病论》，远承三国时期华佗《中藏经》、唐代王冰的《素问释文》，近援宋代钱乙《小儿药证直诀》，成就一家之言。

（一）理论渊源于《内经》

《内经》是中医学理论体系形成的标志性经典著作，以精气、阴阳、五行学说为代表的中医学思维方式，以整体观念为代表的理论体系特征，以藏象、经络、精气神为代表的理论体系核心内容，对后世中医学术的发展起到奠基的作用。当然，也深刻影响着张元素学术思想的形成和创新。《医学启源》卷首兰泉老人张吉的题序云："洁古治病不用古方，当时目之曰神医。暇日辑《素问》五运六气、《内经》治要、《本草》药性，名曰《医学启源》，以教门生，及有《医方》三十卷传于世。"明确说明张氏学术思想之渊源所在。

1. 辨析脏腑病机

张元素关于脏腑病机的辨析，源于《内经》。《素问》《灵枢》对脏腑病机的论述，散见于各篇之中。《医学启源》根据立论内容，多有整理综合。

例如，《医学启源·五脏六腑·除心包络十一经脉证法》关于肝脏病机论述，"凡肝实则两胁下引痛，喜怒，虚则如人将捕之。其气逆则头痛、耳聋、颊赤""肝病旦慧、晚甚、夜静"，出自《素问·藏气法时论》。

肝"脉急甚主恶言，微急气在胸胁下。缓甚则呕逆，微缓水瘕。大甚内痈吐血，微大筋痹。小甚多饮，微小痹。滑甚癃疝，微滑遗尿。涩甚流饮，微涩瘛疭"，出自《灵枢·邪气脏腑病形》。

肝"虚梦花草茸茸，实梦山林茂盛"，出自《灵枢·淫邪发梦》。

《主治备要》云：是动则病腰痛，甚则不可俯仰，丈夫癃疝，妇人小腹肿，甚则嗌干，面尘脱色，主肝所生病者，胸中呕逆，飧泄狐疝，遗溺闭癃病"，出自《灵枢·经脉》。

可见，《医学启源》多处文字，出于《内经》，其学术思想一脉相承，理论表述也几乎同出一辙。

2. 药物气味升降浮沉

张元素对于药物气味厚薄寒热阴阳升降理论，既有传承，又有发挥，学术渊源于《内经》，多有创见。

《医学启源·卷之下》"气味厚薄寒热阴阳升降之图"，以《素问·阴阳应象大论》"气味，辛甘发散为阳，酸苦涌泄为阴"所论，加以具体药物茯苓、麻黄、附子、大黄以及竹、茶详细阐释："升降者，天地之气交也，茯苓淡，为天之阳，阳也，阳当上行，何谓利水而泄下？经云：气之薄者，阳中之阴，所以茯苓利水而泄下，亦不离乎阳之体，故入手太阳也。麻黄苦，为地之阴，阴也，阴当下行，何谓发汗而升上？经曰：味之薄者，阴中之阳，所以麻黄发汗而升上，亦不离乎阴之体，故入手太阴也。附子，气之厚者，乃阳中之阳，故经云发热；大黄，味之厚者，乃阴中之阴，故经云泄下。竹淡，为阳中之阴，所以利小便也；茶苦，为阴中之阳，所以清头目也。"如此简明扼要，又形象生动，前无古人。

3. 运气学说论及病机方治

《素问》七篇大论为运气学说的纲领与核心，医家多有质疑其是否为《内经》本来的内容，认为唐前医典未见，可能由唐代王冰依据"张公秘本"内容补入。但是，历代医家以"七篇大论"为基础，逐渐发展成系统的运气学说，毋庸置疑。尤其，宋代因官府科考、医家重视等，为运气学说发展创新时期。张元素对运气学说颇多创见，突出体现在病机阐述和药类法象等方面。但是，张元素对运气学说也有如下新的认识："运气不齐，古今异轨，古方新病不相能也。"这种敢于挑战世俗的学术创新精神，在当时实为难能可贵。

（1）以运气学说归纳四因、五郁之病

①四因之病：见于《医学启源》卷之上，源出王冰次注《素问·至真要大论》："夫病生之类，其有四焉：一者始因气动而内有所成，二者不因气动而外有所成，三者始因气动而病生于内，四者不因气动而病生于外。"张元素以《内经》运气学说为宗旨，整理王冰注释，在《医学启源》专论"四因之病"中说："注云：外有风寒暑湿，天之四令，无形者也；内有饥饱劳逸，亦人之四令，有形者也。一者，始因气动而内有所成者，谓积聚癥瘕，瘤气、瘿气、结核，狂瞀癫痫。二者，始因气动而外有所成者，谓痈肿疮疡，疥癣疽痔，掉瘛浮肿，目赤瘭胗，胕肿痛痒。三者，不因气动而病生于内者，谓留饮癖食，饥饱劳逸，宿食霍乱，悲恐喜怒，想慕忧结。四者，不因气动而病生于外者，谓瘴气魅贼，虫蛇蛊毒，蜚尸鬼击，冲薄坠堕，风寒暑湿，斫射刺割等。"张元素关于"四因之病"的论述，与王冰注释基本相同。

此段文字依据"始因气动"或"不因气动"分为 4 种病因。"气动"即运气之变动，以互文笔法分析，可以解释为由于"始因气动"或"不因气

动"，即由于运气之变动或无运气之变动，引起脏腑、经络、形体、官窍的病变，而内有所成，病生于内，或外有所成，病生于外。以运气变动与否进行病因分类，是王冰的创造，不同于以往《内经》阴阳分类法、"三部之气"病因分类法以及《金匮要略》"千般疢难，不越三条"的三因分类法。

②五郁之病：见于《医学启源》卷之上，源出《素问·六元正纪大论》："木郁达之，火郁发之，土郁夺之，金郁泄之，水郁折之。"五行气运如有乖和，则生五郁之病。《素问·六元正纪大论》认为，五运之气，郁极乃发，待时而作。并概括为土郁之发、金郁之发、水郁之发、木郁之发、火郁之发，分别阐述了季节气候的异常变化、疾病发生规律特征等。

张元素根据《内经》相关理论，总结归纳为"五郁之病"。

"木郁之病，肝酸木风。注云：故民病胃脘当心而痛，四肢两胁，咽膈不通，饮食不下，甚则耳鸣眩转，目不识人，善暴僵仆，筋骨强直而不用，猝倒而无所知也。经曰木郁则达之，谓吐令其条达也。

火郁之病，心苦火暑。注云：故民病少气，疮疡痈肿，胁腹胸背，面首四肢，膜朓胪胀，疡痱呕逆，瘛疭骨痛，节乃有动，注下温疟，腹中暴痛，血溢流注，精液乃少，目赤心热，甚至瞀闷懊憹，善暴死。经曰火郁发之，谓汗之令其发散也。

土郁之病，脾甘土湿。注云：故民病心腹胀，肠鸣而为数便，甚则心痛胁膜，呕吐霍乱，饮发注下，胕肿身重，则脾热之生也。经曰土郁夺之，谓下之令无壅滞也。

金郁之病，肺辛金燥。注云：故民病咳逆，心胁满引少腹，善暴痛，不可反侧，嗌干面尘色恶，乃金胜木而病也。经曰金郁泄之，解表利小便也。

水郁之病，肾咸水寒。注云：故民病寒客心痛，腰椎痛，大关节不利，屈伸不便，善厥逆，痞坚腹满，阴乘阳也。经曰水郁折之，谓抑之制其冲逆也。

五运之政，犹权衡也，高者抑之，下者举之，化者应之，变者复之，此生长化收藏之理也，失常则天地四塞也。"

张元素"五郁之病"各段下"注云"以后大部分论述，与《素问·六元正纪大论》"土郁之发""金郁之发""水郁之发""木郁之发""火郁之发"发病规律特征的记载基本相同。上文"木郁达之""火郁发之""土郁夺之""金郁泄之""水郁折之"的"注云"，则出于王冰注释。

（2）以运气学说分类病机

《素问·至真要大论》关于病机十九条的概括，开应用运气学说研究病机之先河。原文为："诸风掉眩，皆属于肝。诸寒收引，皆属于肾。诸气膹郁，皆属于肺。诸湿肿满，皆属于脾。诸热瞀瘛，皆属于火。诸痛痒疮，皆属于心。诸厥固泄，皆属于下。诸痿喘呕，皆属于上。诸禁鼓栗，如丧神守，皆属于火。诸痉项强，皆属于湿。诸逆冲上，皆属于火。诸胀腹大，皆属于热。诸躁狂越，皆属于火。诸暴强直，皆属于风。诸病有声，鼓之如鼓，皆属于热。诸病胕肿，疼酸惊骇，皆属于火。诸转反戾，水液浑浊，皆属于热。诸病水液，澄澈清冷，皆属于寒。诸呕吐酸，暴注下迫，皆属于热。"

此段经文，在《医学启源》卷之中，题目为"《内经》主治备要"，以五运六气作为分类提纲，较之《素问·至真要大论》又有补充和拓展。文字如下：

"五运主病：诸风掉眩，皆属肝木。诸痛痒疮疡，皆属心火。诸湿肿满，皆属脾土。诸气膹郁、病痿，皆属肺金。诸寒收引，皆属肾水。

六气为病：诸暴强直，支痛软戾，里急筋缩，皆属于风。诸病喘呕吐酸，暴注下迫，转筋，小便浑浊，腹胀大而鼓之有声如鼓，痈疽疡疹，瘤气结核，吐下霍乱，瞀郁肿胀，鼻窒鼽衄，血溢血泄，淋闷身热，恶寒战栗，惊惑悲笑，谵妄，衄蔑血污，皆属于热。诸痉强直，积饮痞隔中满，霍乱吐下，体重胕肿，肉如泥，按之不起，皆属于湿。诸热瞀瘛，暴喑冒昧，躁扰狂越，骂詈惊骇，胕肿疼酸，气逆冲上，禁栗如丧神守，嚏呕，疮疡喉痹，耳鸣或聋，呕涌溢，食不下，目昧不明，暴注䀳瘛，暴病卒死，是皆属于火。诸涩枯涸，干劲皴揭，皆属于燥。诸病上下所出水液，澄澈清冷，癥瘕癫疝，痞坚，腹满急痛，下痢清白，食已不饥，吐利腥秽，屈伸不便，厥逆禁固，皆属于寒。"

《医学启源》此段内容，与刘完素《素问玄机原病式》的分类方法、文字内容几乎雷同。现代多数学者认为，当出自刘完素的学术思想，其孰先孰后，存疑待考。然则，见诸张元素著作之中，可知张元素是认同运气学说分类病机，以教后学，确证无疑。

（3）以运气学说论述治法、处方、用药

《内经》运气学说所论六气，一年四季始于春。从大寒至春分，为初之气，属厥阴风木所主；从春分至小满，为二之气，属少阴君火所主；从小满至大暑，为三之气，因君火相火同气相随，故属少阳相火所主；从大暑至秋分，为四之气，属太阴湿土所主；从秋分至小雪，为五之气，属阳明燥金所主；从小雪至大寒，为六之气，属太阳寒水所主。六气各有正常与异常气候变化，以及影响人体所致病证。但《内经》未有处方、用药所载。

张元素继承《内经》运气学说中所论六气变化规律以及对人体的影响，创造性地提出以六气分类治疗处方：风病治疗处方12首，暑热治疗处方10首，湿土治疗处方9首，火病治疗处方10首，燥病治疗处方10首，寒水治疗处方11首。并且，结合气味阴阳、升降浮沉、生长化收藏，以六气分类归纳总结治疗用药，即药类法象：属风升生类药物20味，属热浮长类药物 20 味，属湿化成类药物 21 味，属燥降收类药物 21 味，属寒沉藏类药物 23 味。张元素的运气处方、用药分类为运气学说的应用开拓了新的途径。

（二）方药宗法于《伤寒杂病论》

《伤寒杂病论》是中医学辨证论治的第一部专著，经后世王叔和、林亿等人的重新整理、校订，分为《伤寒论》《金匮要略》二部，将重复药方合并，两本书共载药方 269 个，使用药物 214 味，基本概括了临床各科的常用方剂，因此被称为"众方之祖"。并且，《伤寒论》六经辨证体系，以太阳、阳明、少阳、太阴、少阴、厥阴六经辨证对处方及用药归类，对后世药物归经起到重要的启迪作用。

1.《伤寒杂病论》经方的影响

无疑，《伤寒杂病论》处方对张元素著作中的立法处方具有重要指导作用。以《医学启源·六气方治》为例，所载处方共 62 首，其中白虎汤、竹叶石膏汤、五苓散、小柴胡汤、调胃承气汤、大承气汤、桃仁承气汤、脾约丸、四逆汤、白通汤、理中丸等方剂构成"六气方治"的骨干。

《医学启源·六气病解》多处直接引用仲景之言，如：

"身热恶寒　注云：此热在表也。邪热在表而浅，邪畏其正，故病热而反恶寒也。仲景云：无阳不可发汗。又云：身热恶寒，麻黄汤汗之。汗泄热去，身凉即愈。

霍乱吐下　注云：湿为留饮，为痞隔，而传化失常，故甚则霍乱吐泻也。大法曰：若利色青者，肝木之色，由火甚制金，使金不能平木，则肝自甚，故色青也。或言利色青为寒者，误也。则如仲景曰：少阴病，下利清水，色纯青者，热在里也，大承气汤下之。

屈伸不便，厥逆禁固　……仲景曰：热深则厥亦深，热微则厥亦微。又曰：厥当下之，下后厥愈。当以凉药养阴退阳，凉膈散、调胃承气汤下之是也。"

《医学启源·用药用方辨》亦师仲景之法，加以发挥，如："如仲景治表虚，制桂枝汤方，桂枝味辛热，发散、助阳、体轻，本乎天者亲上，故桂枝为君，芍药、甘草佐之。如阳脉涩，阴脉弦，法当腹中急痛，制小建中汤方，芍药为君，桂枝、甘草佐之。一则治其表虚，一则治其里虚，是各言其主用也。后人之用古方者，触类而长之，则知其本，而不致差误矣。"

2.《伤寒论》对药物归经的影响

《伤寒论》开创六经辨证的辨证论治体系。六经辨证分为太阳、阳明、少阳、太阴、少阴、厥阴六个阶段，以太阳、阳明、少阳、太阴、少阴、厥阴六经来划分疾病深浅及邪正盛衰，揭示外感病邪侵袭人体所引起的病机变化及传变规律，从而为施治提供依据的辨证方法。

表1　六经辨证主要代表方剂及其主药

六经病	分证		代表方剂	主药
太阳病	太阳经证	太阳伤寒证	麻黄汤	麻黄
		太阳中风证	桂枝汤	桂枝、白芍
	太阳腑证	太阳蓄水证	五苓散	茯苓、猪苓
		太阳蓄血证	桃核承气汤	桃仁
阳明病	阳明经证		白虎汤	石膏
	阳明腑证		承气汤	大黄
少阳病	少阳半表半里证		小柴胡汤	柴胡
太阴病	太阴虚寒证		理中汤	干姜、白术
少阴病	少阴热化证		黄连阿胶汤	黄连、阿胶
	少阴寒化证		四逆汤	附子、肉桂

续表

六经病	分证	代表方剂	主药
厥阴病	厥阴寒热错杂证	乌梅丸	乌梅
	厥阴头痛证	吴茱萸汤	吴茱萸

张元素宗《伤寒论》处方用药之法，并结合历代医家的研究成果，加以补充完善，成就药物归经、引经报使理论。关于药物归经理论，见于张元素《医学启源》《脏腑标本寒热虚实用药式》《洁古珍珠囊》中。

例如，《医学启源·药类法象》的相关记载：

"桂　枝　气热，味辛甘，仲景治伤寒证，发汗用桂枝者，乃桂条，非身干也，取其轻薄而能发散。今又有一种柳桂，乃桂枝嫩小枝条也，尤宜入治上焦药用也。

白芍药　气微寒，味酸，补中焦之药，炙甘草为辅，治腹中痛。如夏月腹痛，少加黄芩；若恶寒腹痛，加肉桂一分，白芍药二分，炙甘草一分半，此仲景神品药也。如冬月大寒腹痛，加桂一钱半，水二盏，煎至一盏服。

黄　连　气寒味苦，泻心火，除脾胃中湿热，治烦躁恶心，郁热在中焦，兀兀欲吐，心下痞满，必用药也，仲景治九种心下痞、五泻心汤皆用之。

黑附子　气热，味大辛，其性走而不守，亦能除肾中寒甚，以白术为佐，谓之术附汤，除寒湿之圣药。治湿药中宜少加之，通行诸经，引用药也，及治经闭。"

以《医学启源·各经引用》为例，说明引经报使药物的应用，如：

"太阳经，羌活；在下者，黄柏，小肠、膀胱也。

少阳经，柴胡；在下者，青皮，胆、三焦也。

阳明经，升麻、白芷；在下者，石膏，胃、大肠也。

太阴经，白芍药，脾、肺也。

少阴经，知母，心、肾也。

厥阴经，青皮；在下者，柴胡，肝、包络也。

已上十二经之的药也。"

东垣赞曰："宗《内经》法，学仲景心，可以为师矣！"

综上所述，足见张仲景《伤寒杂病论》辨证论治理论、处方用药对张元素学术思想的指导作用和深刻影响。

（三）传承历代医家学术思想

1. 脏腑病机援引《中藏经》

《中藏经》，又名《华氏中藏经》，传说为三国时期华佗所作，但《隋书》及新旧《唐书》均未著录。《中藏经》的书名首见于《宋志》，清代孙星衍认为："此书文义古奥，似是六朝人所撰。"是书医论部分中对脏腑辨证的论述几乎全部为张元素所收录。

经考证，《医学启源》卷之上"五脏六腑，除心包络十一经脉证法"与《中藏经》"论五脏六腑虚实寒热生死逆顺之法"文字重复率相当高，表述大多雷同。在此仅举例说明，为方便比对，姑且分段列出：

《医学启源·五脏六腑除心包络十一经脉证法》："夫人有五脏六腑，虚实寒热，生死逆顺，皆见形证脉气，若非诊切，无由识也。虚则补之，实则泻之，寒则温之，热则凉之，不虚不实，以经调之，此乃良医之大法也。"比对《中藏经·论五脏六腑虚实寒热生死逆顺之法第二十一》："夫人有五脏六腑，虚实寒热，生死逆顺，皆见于形证脉气，若非诊察，无由识也。虚则补之，实则泻之，寒则温之，热则凉之，不虚不实，以经调之，此乃良医之大法也。其于脉证，具如篇末。"

《医学启源·五脏六腑除心包络十一经脉证法》："（一）肝之经，肝脉本部在于筋，足厥阴，风，乙木也。经曰：肝与胆为表里，足厥阴少阳也。其经王于春，乃万物之始生也。其气软而弱，软则不可汗，弱则不可下。其脉弦长曰平，反此曰病。脉实而弦，此为太过，病在外，令人忘忽眩运；虚而微，则为不及，病在内，令人胸胁胀满。"比对《中藏经·论肝脏虚实寒热生死逆顺脉证之法第二十二》："肝者，与胆为表里，足厥阴少阳是其经也，王于春。春乃万物之始生，其气嫩而软，虚而宽，故其脉弦软，不可发汗，弱则不可下。弦长曰平，反此曰病。脉虚而弦，是谓太过。病在外太过，则令人善忘，忽忽眩冒。实而微，是谓不及。病在内不及，则令人胸痛，引两胁胀满。"

《医学启源·五脏六腑除心包络十一经脉证法》："肝病旦慧、晚甚、夜静。肝病头痛目眩，胁满囊缩，小便不通，十日死。又，身热恶寒，四肢不举，其脉当弦而急，反短涩者，乃金克木也，死不治。又，肝中寒，则两臂不举，舌燥，多太息，胸中痛，不能转侧，其脉左关上迟而涩者是也。肝中热，则喘满多嗔，目痛，腹胀不嗜食，所作不定，梦中惊悸，眼赤，视物不明，其脉左关阳实者是也。肝虚冷，则胁下坚痛，目盲臂痛，发寒热如疟状，不欲食，妇人则月水不来，气急，其脉左关上沉而弱者是也。此寒热虚实，生死逆顺之法也。"比对《中藏经·论肝脏虚实寒热生死逆顺脉证之法第二十二》："肝之病旦慧、晚甚、夜静。肝病则头痛胁痛，目眩肢满，囊缩，小便不通，十日死。又，身热恶寒，四肢不举，其脉当弦长而急，反短而涩，乃金克木也，十死不治。又，肝中寒，则两臂痛不能举，舌本燥，多太息，胸中痛，不能转侧，其脉左关上迟而涩者是也；肝中热，则喘满而多怒，目疼，腹胀满，不嗜食，所作不定，睡中惊悸，眼赤视不明，其脉左关阴实者是也；肝虚冷，则胁下坚痛，目盲臂痛，发寒热如疟状，不欲食。妇人则月水不来而气急，其脉左关上沉而弱者是也。"

可以确切地说，《中藏经·论五脏六腑虚实寒热生死逆顺之法》，是在系统整理《内经》相关理论基础上形成的，而《医学启源》卷之上"五脏六腑除心包络十一经脉证法"，则大半来自《中藏经》"论五脏六腑虚实寒热生死逆顺之法"（《中藏经》版本传抄文字也略有不同），张元素加以整理化裁，列为书中开篇之作。这种学术思想的传承，常见于历代医家著作之中。正是由于历代相传，中医学理论体系得以保留、得以光大。

2. 脏腑虚实补泻方剂来自《小儿药证直诀》

《小儿药证直诀》，又名《小儿药证真诀》《钱氏小儿药证直诀》，宋代著名医家钱乙的传世之作，成书于 1119 年。该书为我国现存的第一部儿科专著，理法方药兼备，虽重点在于儿科脉证治法的阐述，但其对脏腑病机证治的研究，对临床实践有极其重要的指导意义和推广应用价值。

张元素《医学启源·五脏六腑除心包络十一经脉证法》对于各脏腑病机进行详细阐述，各脏腑之后皆有虚实补泻处方，其大半来自钱乙《小儿药证直诀》，可见其影响之深。

兹依据《医学启源·五脏六腑除心包络十一经脉证法》，以五脏虚实补泻为例（见表 2），具体说明钱乙《小儿要证直诀》对张元素的影响。

表 2 《医学启源》五脏虚实补泻处方一览表

五脏病	补虚处方	泻实处方
肝病	钱氏地黄丸（补母）	钱氏泻青丸
心病	钱氏安神丸	钱氏方中，重则泻心汤，轻则导赤散
脾病	钱氏益黄散	泻黄散
肺病	阿胶散	钱氏泻白散
肾病	补肾地黄丸	无泻肾之药

任应秋先生《医学启源》"点校叙言"说："元素一向是以'不用古方，

自为家法'自诩的，但于钱乙的地黄丸、泻青丸、安神丸、泻心汤、导赤散、益黄散、泻黄散、泻白散、阿胶散等，竟列为五脏补泻的标准方剂，则元素于钱乙的临证治法，可谓取法独多。"从上述《医学启源》五脏虚实补泻处方一览表，足见此言不虚。

（四）与同时代医家刘完素的相互影响

刘完素（约 1110—1200），字守真，自号通玄处士，河北河间人，故后人尊称刘河间。刘完素力倡火热论，主张"六气皆从火化"，六气化热化火是外感病的主要病机，而内伤病中"五志过极皆能生火"，故在治疗中多用寒凉药，后人称其为"寒凉派"。代表作有《素问玄机原病式》《宣明论方》等。

1. 张元素与刘完素的关系

张元素与刘完素为同时代人，刘完素略年长于张元素，皆居于河北，张元素所居易水与刘完素所居河间，两地距离约 180 千米。

据《金史·列传第六十九》记载："河间刘完素病伤寒八日，头痛脉紧，呕逆不食，不知所为。元素往候，完素面壁不顾。元素曰：何见待之卑如此哉？既为诊脉，谓之脉病云云。初服某药，用某味乎？曰：然。元素曰：子误矣。某药性寒，下降走太阴，阳亡，汗不能出。今脉如此，当服某药则效矣。完素大服，如其言遂愈。元素自此显明。"较为详细地记述了张元素为刘完素诊疗疾病的过程。

关于两位医家在学术方面的联系，史书、医书未见记载。

2. 应用运气学说阐述病机

张元素《医学启源》卷之中关于运气学说阐述病机的文字，自题为《内经主治备要》，至于《内经主治备要》的来源，则有较为神奇色彩。据《医学启源·张序》记载："夜梦人柯斧长凿，凿心开窍，纳书数卷于其中，见其题曰《内经主治备要》，骇然惊悟，觉心痛，只为凶事也，不敢语人。

自是心目洞彻，便为传道轩岐，指挥秦越也。"如此，《内经主治备要》为前人所著，但未注明作者。

《内经主治备要》卷中所载，"五运主病""六气为病""五运病解""六气病解"文字，与刘完素《素问玄机原病式》的相关内容几乎相同。例如：

《医学启源·内经主治备要》：

"五运主病

诸风掉眩，皆属肝木。诸痛痒疮疡，皆属心火。诸湿肿满，皆属脾土。诸气膹郁病痿，皆属肺金。诸寒收引，皆属肾水。

六气为病

诸暴强直，支痛软戾，里急筋缩，皆属于风。

诸病喘呕吐酸，暴注下迫，转筋，小便浑浊，腹胀大而鼓之有声如鼓，痛疽疡疹，瘤气结核，吐下霍乱，瞀郁肿胀，鼻塞鼽衄，血溢血泄，淋闷身热，恶寒战栗，惊惑悲笑，谵妄，衄蔑血污，皆属于热。

诸痉强直，积饮痞隔中满，霍乱吐下，体重胕肿，肉如泥，按之不起，皆属于湿。

诸热瞀瘛，暴喑冒昧，躁扰狂越，骂詈惊骇，胕肿疼酸，气逆冲上，禁栗如丧神守，嚏呕，疮疡喉痹，耳鸣或聋，呕涌溢，食不下，目昧不明，暴注瞤瘛，暴病卒死，是皆属于火。

诸涩枯涸，干劲皴揭，皆属于燥。

诸病上下所出水液，澄澈清冷，癥瘕癫疝，痞坚，腹满急痛，下痢清白，食已不饥，吐利腥秽，屈伸不便，厥逆禁固，皆属于寒。"

《素问玄机原病式》：

"五运主病

诸风掉眩，皆属于木。诸痛痒疮疡，皆属于火。诸湿肿满，皆属脾土。诸气膹郁病痿，皆属肺金。诸寒收引，皆属肾水。

六气为病

诸暴强直，诸痛软戾，里急筋缩，皆属于风。（足厥阴风木乃肝胆之气也。）

诸病喘呕吐酸，暴注下迫，转筋，小便浑浊，腹胀大，鼓之如鼓，痈疽疡疹，瘤气结核，吐下霍乱，瞀郁肿胀，鼻窒鼽衄，血溢血泄，淋闭，身热，恶寒战栗，惊惑悲笑，谵妄，衄蔑血汗，皆属于热。（手少阴君火之热乃真心小肠之气也。）

诸痉强直，积饮痞膈中满，霍乱吐下，体重，胕肿肉如泥，按之不起，皆属于湿。（足太阴湿土乃脾胃之气也。）

诸热瞀瘛，暴喑冒昧，躁扰狂越，骂詈惊骇，胕肿疼酸，气逆冲上，禁栗如丧神守，嚏呕，疮疡，喉痹，耳鸣及聋，呕涌溢，食不下，目昧不明，暴注䀮瘛，暴病暴死，皆属于火。（手少阳相火之热乃心包络三焦之气也。）

诸涩枯涸，干劲皴揭，皆属于燥。（手阳明燥金乃肺与大肠之气也。）

诸病上下所出水液，澄彻清冷，癥瘕㿉疝，坚痞，腹满急痛，下利清白，食已不饥，吐利腥秽，屈伸不便，厥逆禁固，皆属于寒。（足太阳寒水乃肾与膀胱之气也。）"

除上述文字外，"五运病解""六气病解"文字也大同小异。值得考证的问题是：张元素著作中此文的来源？

其一，出自《内经主治备要》。据《医学启源·张序》，《内经主治备要》乃张元素受之于"夜梦人"，夜梦人授书完全是托词而已，但张元素《医学启源·卷之中》明确五运六气病机部分内容出处为《内经主治备要》，可见当时确有此书。《内经主治备要》的作者未知，成书年代不详。

其二，刘完素的学术影响。很多学者认为，张元素主要是受到刘完素的学术影响。如任应秋先生认为："刘完素医学的成就，较元素为早，因而刘完素运用五运六气分析六淫病机的思想方法，对元素是很有影响的，所以他不仅全部吸收了刘完素《素问玄机原病式》的内容，同时更把五运六气的理论扩大到制方遣药方面去了。"

其三，《内经主治备要》与《素问玄机原病式》的关系。那么，《素问玄机原病式》是否为刘完素首创，还是来自《内经主治备要》，抑或《内经主治备要》即《素问玄机原病式》，问题尚在考证之中。

二、学术特色

（一）脏腑病机辨证论治体系

脏腑辨证思想源于《内经》，张仲景《金匮要略》中对内伤杂病多采用脏腑辨证，但均散在各篇之中。华氏《中藏经》分辨脏腑虚实寒热，钱乙《小儿药证直诀》则更使脏腑辨证形成系统。张元素钻研《内经》，探微索隐，甚至夜梦有人把《内经主治备要》填进胸窍，可见其刻意研精。张元素发扬诸家学术思想，全面系统地完善了内伤疾病中脏腑辨证理论，主要体现在《医学启源》的"五脏六腑除心包络十一经脉证法"以及《脏腑标本寒热虚实用药式》之中。

1. 脏腑虚实寒热辨证要点

张元素重点以虚实寒热为纲，讨论脏腑功能及其辨证。《医学启源·五脏六腑除心包络十一经脉证法》开门见山阐述："夫人有五脏六腑，虚实寒热，生死逆顺，皆见形证脉气，若非诊切，无由识也。虚则补之，实则泻之，寒则温之，热则凉之，不虚不实，以经取之，此乃良医之大法也。"

由于原书重点论及五脏六腑，故《医学启源·五脏六腑除心包络十一经脉证法》篇章题目，将心包络除外，为五脏六腑十一经脉。

本节将五脏六腑病虚实寒热辨证要点进行整理，重新归纳综合，并以张元素所谓"形证"合为"症状","脉气"合为"脉象",进行阐述。

（1）肝病的虚实寒热辨证要点

肝虚

症状：虚则如人将捕之。虚梦花草茸茸。

脉象：虚而微，则为不及，病在内，令人胸胁胀满。

肝实

症状：肝实则两胁下引痛，喜怒；气逆则头痛、耳聋、颊赤。实梦山林茂盛。

肝之积气在左胁下，久而不去，发为咳逆，或为疟疾。

脉象：脉沉而急，浮之亦然，主胁支满，小便难，头痛。脉实而弦，此为太过，病在外，令人忘忽眩运，眼眩。脉急甚主恶言，微急气在胸胁下。缓甚则呕逆，微缓水痹。大甚内痈吐血，微大筋痹。小甚多饮，微小痹。滑甚癞疝，微滑遗尿。涩甚流饮，微涩瘛疭。

肝寒

症状：肝中寒，则两臂不举，舌燥，多太息，胸中痛，不能转侧。

脉象：左关上迟而涩。

肝热

症状：肝中热，则喘满多嗔，目痛，腹胀不嗜食，所作不定。梦中惊悸，眼赤，视物不明。

脉象：左关阳实。

肝虚寒

症状：胁下坚痛，目盲臂痛，发寒热如疟状，不欲食，妇人则月水不来，气急。

脉象：左关上沉而弱。

肝病预后

肝病旦慧、晚甚、夜静。

肝病头痛目眩，胁满囊缩，小便不通，十日死。

身热恶寒，四肢不举，其脉当弦而急，反短涩者，乃金克木也，死不治。

（2）心病的虚实寒热辨证要点

心虚

症状：躁烦，上为咳唾，下为气泄。思虑过多则怵惕，怵惕则伤心，心伤则神失，神失则恐惧。虚则多惊悸惕惕然无眠，胸腹及腰背引痛，喜悲。心虚甚，则畏人，瞑目欲眠，精神不守，魂魄妄行。心虚则恐悸多惊，忧思不乐，胸腹中苦痛，言语战栗，恶寒恍惚，面赤目黄，喜血衄。

脉象：来衰去亦衰，为不足，病在内。左寸口虚而微。心脉沉之小而紧，浮之不喘，苦心下气坚，食不下，喜咽唾，手热烦满，多忘，太息，此得之思虑太过。其脉急甚，瘛疭；微急则心中痛，引前后胸背，不下食。缓甚则痛引背，善泪。小甚则哕，微小则消瘅。涩甚，喑不语。

心实

症状：身热而骨痛，口疮而舌焦引水。心气盛则梦喜笑及恐畏。邪气客于心，则梦烟火，心胀气短，夜卧不宁，懊侬，气逆往来，腹中热，喜水涎出。心气实而大便不利，腹满身热而重，温温欲吐，吐而不出，喘息急，不安卧。

心有水气，身肿不得卧，烦躁。实则笑不休，梦火发。

心积气久不去，则苦烦，心中痛。

脉象：来盛去亦盛，为太过，病在外。左寸口与人迎皆实大。左手脉大，手热腋肿；大甚，胸中满而烦，憺憺大动，面赤目黄。滑甚则为渴，微滑则心疝，引脐腹鸣。心脉坚搏而长，主舌强不能言；软而散，当慑怯不食。

心寒

症状：心病狂言，汗出如珠，身厥冷。

脉象：浮而大。

心热

症状：心中风，则翕翕发热，不能行立，饥而不能食，食则呕吐胸满悸，腹中热，面颊赤，咽干，躁烦掌热，甚则吐血。

脉象：沉之空空，上下往来无常处。急甚则心疝，脐下有病形，烦闷少气，大热上煎。

心疟

症状：先烦而后渴，翕翕发热。

脉象：浮紧而大。

心病预后

心病，日中慧，夜半甚，平旦静。

心病，先心痛，时刻不止，关格不通，身重不已，三日死。心病狂言，汗出如珠，身厥冷，其脉当浮而大，反沉濡而滑，其色当赤，而反黑者，水克火，不治，十死。忧恚思虑太过，心气内去，其色反和而盛者，不出十日死。

心绝，一日死。色见凶多，人虽健敏，号曰行尸，一年之中，祸必至矣。

其人语声前宽后急，后声不接前声，其声浊恶，其口不正，冒昧善笑，此风入心也。又心伤则心损，手足不遂，骨节离解，舒缓不自由，利下无休，此病急宜治之，不过十日而亡矣。

其人唇口赤色可治，青黑色即死。赤黑色入口必死。面目赤色亦死，赤如衃血亦死。

脉如循琅玕，如连珠，曰平；来而啄啄连属，其中微曲，曰病；脉来前曲后倨，如操带钩，曰死。

脉沉而滑者，水来克火，十死不治。长而弦者，木来归子，不治自愈。缓而大者，土来入火，为微邪相干，无所害。

真心痛，手足寒而过节，则旦占夕死。

心积，沉之空空，上下往来无常处，病胸满悸，腹中热，面颊赤，咽干，躁烦掌热，甚则吐血，夏差冬甚，宜急疗之，止于旬日也。

（3）脾病的虚实寒热辨证要点

脾虚

症状：虚则多澼喜吞，注痢不已。脾虚，则精不胜，元气乏力，手足缓弱，不能自持。中满，不食乏力，手足缓弱不遂，涎引口中，四肢肿胀，溏泄不时，梦中饮食。脾气虚，则大便滑，小便利，汗出不止，五液注下，为五色注痢下也。虚则梦饮食不足。

脉象：如鸟距，曰不及，病在内。脉急甚，则瘛疭；微急，则膈中不利，食不下而还出。缓甚，则痿厥；微缓，则风痿，四肢不收；小甚，则寒热作；微小，则消瘅。

脾实

症状：实则舌强直，不嗜食，呕逆，四肢缓。四肢沉重，言语謇涩。脾实则时梦筑墙垣盖屋，厥邪客于脾，则梦大泽丘陵，风雨坏屋。盛则梦歌乐。

脾胀则善哕，四肢急，体重，不食善噫。

脾中风，翕翕发热，状如醉人，腹中烦满，皮肉而起。

脉象：脉来似流水，曰太过，病在外。大甚，则暴仆；微大，则痹疝，气裹大脓血在肠胃之外。滑甚，则癀疝；微滑，则虫毒，肠鸣中热。涩甚，则肠澼；微涩，则内溃下脓血。脾脉至，大而虚，则有积。

脾寒

症状：寒则吐涎沫而不食，四肢痛，滑泄不已，手足厥，甚则战栗如疟也。

脾热

症状：脾土热，则面黄目赤，季胁痛满。

脾病预后

脾病日昳慧，平旦甚，日中持，下晡静。

脉微涩而短者，肺乘于脾，不治自愈；又沉而滑者，肾来乘脾，亦为不妨；又浮而洪，心来生脾，不为疾。

脾病，面黄目赤者，可治；青黑色入口，半年死；色如枳实者，一日死。脾病，其色黄，饮食不消，心腹胀满，体重节痛，大便硬，小便不利，其脉微缓而长者，可治。

口噤唇青，四肢重如山，不能自持，大小便利无休歇，饮食不入，七日死。又唇虽痿黄，语声啭啭者，尚可治。

脾病，水气久不去，腹中痛鸣，徐徐热汗出，其人本意宽缓，今反急，怒语而鼻笑，不能答人，此不过一日，祸必至矣。

脾中寒热，则使人腹中痛，不下食，病甚舌强语涩，转筋卵缩，阴股腹中引痛，身重，不思食，膨胀，变则水泄不能卧者，十死不治。

脾病色黄体重，失便，目直视，唇反张，爪甲青，四肢沉，吐食，百节疼痛不能举，其脉当浮大而缓，今反弦急，其色青，死不治。

脾脉来而和柔者，如鸡践地，曰平；来实而满，稍数，如鸡举足，曰病；又如鸟之啄，如鸟之距，如屋之漏，曰死。

脾气绝，则十日死。唇焦枯无纹理，面青黑者，脾先死。

（4）肺病的虚实寒热辨证要点

肺虚

症状：虚则寒热喘息，利下，少气力，多悲感，王于秋。喘呼而咳，上气见血。虚则不能息，身重。咳而遗小便者，上虚不能制其下故也。虚则力乏喘促，右胁胀，言语气短。

脉象：脉沉涩者，病在内；浮滑者，病在外。

肺实

症状：实则梦刀兵恐惧，肩息，胸中满。气逆，胸满背痛。实则咽嗌干，喘嗽上气，肩背痛。有积，则胁下胀满痛。肺病实，则上气喘闷，咳嗽身热。

肺胀则其人喘咳而目如脱。

脉象：脉来毛而中央坚，两头虚，曰太过。脉浮大。脉大。

肺寒

症状：肺病喘咳身寒。

脉象：脉迟微。

肺热

症状：中热则唾血。阳气上而不降，燔于肺，肺自结邪，胀满喘急，狂言瞑目，非当所说，而口鼻张，大小便俱胀，饮水无度，此因热伤于肺，肺化为血。肺病，吐衄血，皮热，颊赤。久咳而见血，身热而短气。

脉象：脉细紧浮数茚，主失血，躁扰嗔怒劳伤得之，气壅结所为。脉数。

肺疟

症状：心寒，寒甚则发热，寒热往来，休作不定，多惊，咳喘如有所见者。

脉象：脉浮而紧，又滑而数，又迟而涩小，皆为肺疟之脉。

肺病预后

肺病喘咳身寒，脉迟微者，可治。

肺病，吐衄血，皮热脉数，颊赤者死。

久咳而见血身热，而短气，脉当涩，而今反浮大，色当白，而今反赤者，火克金，十死不治。

中风则口燥而喘，身运而重，形似冒而肿，其脉按之虚弱如葱叶，下无根者死。

肺痿则吐涎沫，而咽干欲饮者，欲愈，不饮者，未差。

肺死则鼻孔开而黑枯，喘而目直视。

肺绝则十二日死，其状腹满，泄利不觉出，面白目青，此为乱经，虽天命亦不可治。

饮酒当风，中于肺。咳嗽喘闷，见血者，不可治也；面黄目白，亦不可治。

言喑，喘急短气，好唾，此为真鬼相害，十死十，百死百，大逆之兆也。又阳气上而不降，燔于肺，肺自结邪，胀满喘急，狂言瞑目，非当所说，而口鼻张，大小便俱胀，饮水无度，此因热伤于肺，肺化为血，半年死。

其人素声清而雄者，暴不响亮，噫而气短，用力言语难出，视不转睛，虽未为病，其人不久。

秋王于肺，其脉多浮涩而短，曰平，反此为病。又反洪大而长，是火刑金，亦不可治；反得沉而软滑者，肾乘于肺，不治自愈；反浮大而缓者，是脾来生肺，不治自差；反弦而长者，是肺被肝横，为微邪，虽病不妨。

肺脉来厌厌聂聂，如循榆荚，曰平；来如循鸡羽，曰病；来如物之浮，如风吹鸟背上毛者，死。

真肺脉至，大而虚，如以毛羽中人皮肤，其色白赤不泽，其毛折者，死。

（5）肾病的虚实寒热辨证要点

肾虚

症状：不及则令人心悬，小腹满，小便滑，变黄色。虚则胸中痛。虚则梦舟舡溺人，得其时，梦伏水中，若有所畏。

脉象：去如解索，谓之不及，病在内。其脉急甚，则病瘛；微急则沉厥奔豚，足不收。缓甚则虚损；微缓则洞泄，食不下，入咽还出。小甚则亦洞泄；微小则消瘅。微滑则骨痿，坐不能起，目视见花；微涩则不月痔疾。

肾实

症状：解㑊脊痛，而少气不欲言。实则烦闷，脐下重。实则梦临深投水中。

肾胀则腹痛满，引脊腰痹痛。

脉象：脉来如弹石，名曰太过，病在外。其脉之至，坚而大，有积气在阴中及腹内，名曰肾痹，得之浴清水、卧湿地来。沉而大坚，浮之而紧，手足肿厥，阴痿不起，腰背痛，小腹肿，心下有水气，时胀满而洞泄，此因浴水未干而房事得之。

肾寒

症状：寒则阴中与腰背俱肿疼，面黑耳聋，干呕而不食，或呕血。阴邪入肾，则骨痿腰痛，上引背脊痛。

肾有水，则腹胀脐肿，腰重痛，不得溺，阴下湿，如同牛鼻头汗出，足为逆寒，大便难。

脉象：涩甚则寒壅塞。

肾热

症状：热则口舌焦而小便涩黄。肾生病，口热舌干，咽肿，上气，嗌干及痛，烦心而痛，黄疸，肠澼，痿厥，腰脊背急痛，嗜卧，足心热而痛。胻酸。

肾虚寒

症状：喉鸣，坐而喘咳，唾血出，气欲绝。

肾病预后

肾病夜半平，四季甚，下晡静。

肾病，手足冷，面赤目黄，小便不禁，骨节烦疼，小腹瘀热，气上冲心，脉当沉细而滑，今反浮大，其色当黑，今反黄，其人吸吸少气，两耳若聋，精自出，饮食少，便下清谷，脉迟可治。

肾病久不愈，而膂筋疼，小便闭，而两胁胀满，目盲者死。

肾之积，苦腰脊相引而痛，饥见饱减，此肾中寒结在脐下。积脉来细而软，为附于骨，面白目黑，肾已内伤，八日死。

阴缩，小便不出，出而不止者，亦死。又其色青黄连耳，其人年三十许，百日死；若偏在一边，一年死。

肾脉来喘喘累累如钩，按之紧，曰平；又来如引葛，按之益坚，曰病；来如转索，辟辟如弹石，曰死。肾脉但石无胃气亦死。冬则脉沉而滑曰平，反浮大而缓，是土来克水，大逆，十死不治；反浮涩而短，是肺来乘肾，虽病易治；反弦细而长者，肝来乘肾，不治自愈；反浮大而洪，心来乘肾，不妨，肾病腹大胫肿，喘咳身重，寝汗出，憎风。

脉大甚则阴痿；微大则水气起脐下，其肿埵埵然而上至胸者，死不治。肾气绝，则不尽天命而死。

（6）胆病的虚实寒热辨证要点

胆虚

症状：虚则伤寒，恐畏头眩，不能独卧。

脉象：左关上脉阳微。

胆实

症状：实则伤热，惊悸，精神不守，卧起不定。胆病则善太息，口苦，吐宿汁，心中戚戚恐，如人将捕之，咽中介介然数唾，睡卧则胁下痛。邪气客于胆，则梦斗讼。

肝咳不已，则传邪入胆，呕青汁。

胆有水，则从头肿至足。

脉象：脉在左关上浮。

胆热

症状：胆热则多肿。

胆寒

症状：胆冷则多眠。

胆实热

症状：胆实热，则精神不守。

（7）小肠病的虚实寒热辨证要点

小肠虚

症状：伤寒则泄脓血，或泄黑水。病惊惧狂无所守，心下空空然不能言语。

脉象：左寸口脉浮而微，软弱不禁按。

小肠实

症状：小肠实则伤热，伤热则口疮生。实则口生疮，身热往来，心中烦闷，身重。

心病传小肠，小肠咳则气咳，气咳齐出。

小肠胀则小腹䐜胀，引腰而痛厥；邪入小肠，则梦聚井邑中，或咽痛颔肿，不可回首，肩似拔，臑似折。

病气发则使人腰下重，食则窘迫而便难。

小肠寒

症状：小肠寒则下肿。有积则夕发热而旦止。

小肠热

症状：有热邪则小便赤涩。重有热久不出，则渐生痔。

小肠病预后

症状：小肠绝者，六日死，绝则发直如麻，汗出不已，不能屈伸。

脉象：左寸口阳绝，无小肠脉，六日死。

（8）胃病的虚实寒热辨证要点

胃虚

症状：虚则肠鸣胀满，滑泄。胃不足，则多饥，不消食。虚极则四肢肿满，胸中短气，谷不化，中满。

脉象：右关上浮而大。

胃实

症状：实则中胀便难，肢节痛，不下食，呕逆不已。

胃中风，则溏泄不已。

脉象：浮而短涩，或浮而微滑。

胃寒

症状：寒则腹中痛，不能食冷物。

脉象：浮而迟。

胃热

症状：热则面赤如醉人，四肢不收持，不得安眠，语狂目乱，便硬。胃中热，则唇黑。热甚，则登高而歌，弃衣而走，癫狂不定，汗出额上，衄衊不止。

病甚则腹胁胀满，呕逆不食，当心痛，下上不通，恶闻香臭，嫌人语，振寒，善欠伸。

脉象：浮而数。

胃病预后

病人鼻下平，则胃中病，渴者可治。

胃脉搏坚而长，其色黄赤者，当病折髀。其脉弱而散者，病食痹。胃气绝，五日死。

（9）大肠病的虚实寒热辨证要点

大肠虚

症状：虚则喜满喘嗽，咽中如核妨。

大肠实

症状：风中大肠则下血。有积物则发寒栗而战。

大肠寒

症状：寒则溏泄。积冷不去，则当脐痛，不能久立，痛已则泄白物。

大肠热

症状：热则结。热极则便血。热则后重，热则发渴如疟状。

大肠实热

症状：实热则胀满而大便不通。

大肠虚寒

症状：虚寒则滑泄不止。

大肠病预后

绝则利下不止而死。

（10）膀胱病的虚实寒热辨证要点

膀胱虚

症状：虚则引热气于肺。

膀胱实

症状：实则上绝于心气不行。膀胱经中有厥气，则梦行不快；满胀，则小便不下，脐下重闷，或肩痛。

膀胱咳久不已，传之三焦，满而不欲饮食。

膀胱寒

症状：膀胱寒则小便数而清白。又水发则其根在膀胱，四肢瘦小，而腹反大。

膀胱热

症状：伤热则小便不利，热入膀胱，则其气急，而小便黄涩。

膀胱病预后

绝则三日死，死在鸡鸣。

（11）三焦病的虚实寒热辨证要点

三焦虚

症状：虚则肠鸣膨膨。虚则不能制下，遗溺，头面肿。

三焦实

症状：善腹胀气满，小腹坚，溺而不得，大便窘迫。溢则作水，留则作胀。实则食已而还出，膨膨然不乐。

三焦寒

症状：寒则下利不止，饮食不消，中满。寒则不入食，吐酸水，胸背引痛，嗌干，津不纳。

三焦实热

症状：上焦实热，则额汗出而身无汗，能食而气不利，舌干、口焦、咽闭之类，腹胀肋胁痛。

中焦实热，则下上不通，腹胀而喘，下气不上，上气不下，关格不利。

下焦实热，则小便不通，大便亦难，苦重痛。

三焦虚寒

症状：虚寒则大小便泄下不止。

2. 脏腑"本病""标病"辨证要点

张元素对脏腑辨证重在虚实寒热，又分为本病、标病。《医学启源·内经主治备要》说："大凡治病者，必先明其标本。标者末，本者根源也。"标本相对而言，有多重含义，如六气为本、三阴三阳为标；先病为本、后病为标；病气为本、受病经络脏腑为标等。

脏腑辨证分为本病、标病，详见于《脏腑标本寒热虚实用药式》。清代周学海解释"本病"为脏腑之病，"标病"为经络之病，可作参考。

《脏腑标本寒热虚实用药式》的特点：其一，基本按十二经脉气血流注之先后，分别阐述脏腑本病、标病的症状表现，但对寒、热、虚、实仅列举用药法式。对本病、标病脏腑辨证排列顺序，似乎是以按十二经脉气血流注次序之先后，开始于肺、大肠、胃、脾，但之后与流注次序有差异，依次为小肠、膀胱、肾、命门、心、三焦、胆、肝，后三个脏腑排列顺序，又归于流注次序。其二，脏腑之中，除外心包络，此点与《医学启源·五脏六腑除心包络十一经脉证法》论述脏腑虚实寒热辨证相同。其三，张元素重视命门理论，特增加命门本病，由于命门无经脉直接络属，故而不言标病。

本节将五脏六腑之本病、标病辨证要点，重新依十二经脉气血流注次第，举而陈之。

（1）肺之本病、标病辨证要点

本病：诸气膹郁，诸痿，喘呕，气短，咳嗽，上逆，咳唾脓血，不得卧，小便数而欠，遗失不禁。

标病：洒淅寒热，伤风自汗，肩背痛冷，臑臂前廉痛。

（2）大肠之本病、标病辨证要点

本病：大便闭结，泄痢下血，里急后重，疽痔脱肛，肠鸣而痛。

标病：齿痛喉痹，颈肿口干，咽中如梗，鼽衄，目黄，手大指次指痛，宿食发热，寒栗。

（3）**胃之本病、标病辨证要点**

本病：噎膈反胃，中满肿胀，呕吐泻痢，霍乱腹痛，消中善饥，不消食，伤饮食，胃管当心痛，支两胁。

标病：发热蒸蒸，身前热，身后寒，发狂谵语，咽痹，上齿痛，口眼㖞斜，鼻痛，鼽衄赤齄。

（4）**脾之本病、标病辨证要点**

本病：诸湿肿胀痞满，噫气大小便闭，黄疸痰饮，吐泻霍乱，心腹痛，饮食不化。

标病：身体胕肿，重困嗜卧，四肢不举，舌本强痛，足大指不用，九窍不通，诸痉项强。

（5）**心之本病、标病辨证要点**

本病：诸热瞀瘈，惊惑谵妄烦乱，啼笑詈骂，怔忡健忘，自汗，诸痛痒疮疡。

标病：肌热，畏寒战栗，舌不能言，面赤目黄，手心烦热，胸胁满，痛引腰背肩胛肘臂。

（6）**小肠之本病、标病辨证要点**

本病：大便水谷利，小便短，小便闭，小便血，小便自利，大便后血，小肠气痛，宿食夜热旦止。

标病：身热恶寒，嗌痛颔肿，口糜耳聋。

（7）**膀胱之本病、标病辨证要点**

本病：小便淋沥，或短数，或黄赤，或白，或遗失，或气痛。

标病：发热恶寒，头痛，腰脊强，鼻塞，足小指不用。

（8）**肾之本病、标病辨证要点**

本病：诸寒厥逆，骨痿腰痛，腰冷如冰，足胻肿寒，少腹满急疝瘕，大便闭泄，吐利腥秽，水液澄澈清冷不禁，消渴引饮。

标病：发热不恶热，头眩头痛，咽痛舌燥，脊股后廉痛。

（9）命门之本病辨证要点

张元素所论本病为本脏本腑之病，标病则为所属经络之病。由于命门无经脉直接络属，故而不言标病。

本病：前后癃闭，气逆里急，疝痛奔豚，消渴膏淋，精漏精寒，赤白浊，溺血，崩中带漏。

（10）三焦之本病、标病辨证要点

本病：诸热瞀瘛，暴病暴卒暴喑，躁扰狂越，谵妄惊骇，诸血溢血泄，诸气逆冲上，诸疮疡痘疹瘤核。

上热，则喘满，诸呕吐酸，胸痞胁痛，食饮不消，头上汗出。

中热，则善饥而瘦，解㑊中满，诸胀腹大，诸病有声，鼓之如鼓，上下关格不通，霍乱吐利。

下热，则暴注下迫，水液浑浊，下部肿满，小便淋沥或不通，大便闭结，下痢。

上寒，则吐饮食痰水，胸痹，前后引痛，食已还出。

中寒，则饮食不化，寒胀，反胃吐水，湿泻不渴。

下寒，则二便不禁，脐腹冷，疝痛。

标病：恶寒战栗，如丧神守，耳鸣耳聋，嗌肿喉痹，并诸病胕肿，疼酸惊骇，手小指次指不用。

（11）胆之本病、标病辨证要点

本病：口苦，呕苦汁，善太息，心中澹澹，如人将捕之，目昏，不眠。

标病：寒热往来，痁疟，胸胁痛，头额痛，耳痛鸣聋，瘰疬结核马刀，足小指次指不用。

（12）肝之本病、标病辨证要点

本病：诸风眩运，僵卧强直惊痫，两胁肿痛，胸胁满痛，呕血，小腹疝痛，癥瘕，女人经病。

标病：寒热疟，头痛吐涎，目赤面青多怒，耳闭颊肿，筋挛卵缩，丈夫癫疝，女人少腹肿痛阴病。

3. 脏腑"是动""所生病"辨证要点

《灵枢·经脉》首见"是动""所生病"的有关记载。《医学启源·五脏六腑除心包络十一经脉证法》中，各脏均引《主治备要》所云各脏腑"是动""所生病"，其文字与《灵枢·经脉》大致相同。

关于"是动""所生病"的理解，历代医家的认识有所不同，综合起来大致有三种阐释。其一，是动在气、所生病在血说：《难经·二十二难》云："经言脉有是动，有所生。一脉辄变为二病者，何也？然经言是动者，气也；所生病者，血也。邪在气，气为是动；邪在血，血为所生病。气主煦之，血主濡之。气留而不行者，为气先病也；血壅而不濡者，为血后病也。故先为是动，后为所生病也。"其二，是动在经络、所生病在脏腑说：此说以张介宾为代表，认为是动"动言变也，变则变常而为病也"，所生病即脏腑所生之病。后世医家遵此说者较多。其三，是动因于外、所生病因于内说：张隐庵以病因不同区别，病因于外者为是动，病因于内者为所生病。但同时提出，治病者，当随其所见之证，以别内外之因，不必先为是动，后及所生病。

解析《灵枢·经脉》以及张元素所论，可以认为是动、所生病总属脏腑、经脉、筋骨、气血津液的病变，不必细分在气在血、在脏腑在经络等。

此外，《医学启源·五脏六腑除心包络十一经脉证法》论及脏腑虚实寒热辨证，除外心包络，但引证《主治备要》的是动、所生病脏腑辨证时，则心包络并未除外，而是独立一节进行阐述。

兹根据《医学启源·五脏六腑除心包络十一经脉证法》中所引《主治备要》，将脏腑是动、所生病的辨证要点，按原书次序，列举于下。

（1）肝病是动、所生病辨证要点

是动：腰痛，甚则不可俯仰，丈夫癩疝，妇人小腹肿，甚则嗌干，面尘脱色。

所生病：胸中呕逆，飧泄狐疝，遗溺闭癃病。

（2）胆病是动、所生病辨证要点

是动：口苦，善太息，胸胁痛，不能转侧，甚则面微有尘，体无膏泽，足外反热，是为阳厥。

所生病：头痛颔肿，目锐眦痛，缺盆中肿痛，腋下肿，马刀侠瘿，汗出振寒，疟，胸、肋、胁、髀、膝外至胫、绝骨、外踝前及诸节皆痛。

（3）心病是动、所生病辨证要点

是动：嗌干心痛，渴而欲饮，是为臂厥。

所生病：目黄，心胁痛，臑臂内后廉痛厥，掌中热痛。

（4）小肠是动、所生病辨证要点

是动：嗌痛颔肿，不可以顾，肩似拔，臑似折。

所生病：耳聋，目黄，颊肿，颈、颔、肩、臑、肘、臂外后廉痛。

（5）脾病是动、所生病辨证要点

是动：舌本强，食则呕，胃脘痛，腹胀善噫，得后与气，则快然如衰，身体皆重。

所生病：舌本痛，体不能动摇，食不下，烦心，心下急痛，寒疟，溏瘕泄，水闭，黄疸，不能卧，强立，股膝内肿厥，足大趾不用。

（6）胃病是动、所生病辨证要点

是动：凄沧振寒，善呻数欠，颜黑，病至则恶人与火，闻木声则惕然而惊，心欲动，独闭户塞牖而处，甚则登高而歌，弃衣而走，贲响腹胀，是为骭厥。

所生病：狂疟温淫汗出，鼽衄，口喝唇胗，颈肿喉痹，大腹水肿，膝髌肿痛，循膺、乳、气街、股、伏兔、骭外廉、足跗上皆痛，中趾不用。（原书脱文，笔者据《灵枢·经脉》补充）

（7）心包络病是动、所生病辨证要点

是动：手心热，肘臂挛急，腋肿，甚则胸胁支满，心中憺憺大动，面赤目黄，喜笑不休。

所生病：烦心，心痛，掌中热。

（8）三焦病是动、所生病辨证要点

是动：耳聋，浑浑焞焞，嗌肿喉痹。

所生病：汗出，目锐眦痛，颊痛，耳后肩臑肘臂外皆痛，小指次指不用。

（9）肺病是动、所生病辨证要点

是动：肺胀满，膨膨而喘咳，缺盆中痛，甚则交两手而瞀，此为臂厥。

所生病：咳嗽上气，喘渴，烦心，胸满，臑臂内前廉痛厥，掌中热。气盛有余，则肩背痛，风寒，汗出中风，小便数而欠；气虚则肩背痛寒，少气不足以息，溺色变，遗矢无度。

（10）大肠病是动、所生病辨证要点

是动：齿痛，颈肿。

所生病：目黄，口干，鼽衄，喉痹，肩前臑痛，大指次指痛不用。气有余，则当脉所过者热肿，虚则寒栗不复。

（11）肾病是动、所生病辨证要点

是动：饥不欲食，面如漆柴，咳唾则有血，喝喝而喘，坐而欲起，目䀮䀮如无所见，心如悬若饥状，气不足则善恐，心惕惕然如人将捕之，是为骨厥。

所生病：口热，舌干，咽肿，上气，嗌干及痛，烦心，心痛，黄疸，肠澼，脊股内后廉痛，痿厥，嗜卧，足下热而痛。

（12）膀胱病是动、所生病辨证要点

是动：气冲头痛，目似脱，项似拔，脊痛，腰似折，髀不可以曲，腘如结，踹如裂，是为踝厥。

所生病：痔，疟，狂，癫疾，头囟项痛，目黄泪出，鼽衄，项、背、腰、尻、腘、踹、脚皆痛，足小趾不用。

4. 脏腑苦欲补泻论治

中医临床以辨证为前提，而论治为目的，故历代医家莫不证治结合，以正医理，以论医术。张元素的《医学启源》《脏腑标本寒热虚实用药式》，是脏腑辨证论治结合的典范。

脏腑苦欲补泻理论源自《素问·藏气法时论》，所谓苦欲，与脏腑之生理特性、气机升降有关，逆之为苦，顺之为欲。所谓补泻，不同于虚补、实泻之补泻，顺脏腑之生理特性、气机升降者为补，反之则为泻。特点是以五脏为中心，配合互为表里之六腑而论治。

其后，很少有研究者。张元素不仅论及脏腑苦欲喜恶，并阐述论治之法，相应地配合药物以调治。

兹根据《医学启源·五脏六腑除心包络十一经脉证法》《医学启源·用药升降浮沉补泻》《医学启源·脏气法时补泻法》《脏腑标本药式》，综合分析脏腑辨证的苦欲补泻理论。

（1）肝的生理特性与苦欲补泻

①肝的生理特性

肝，王于春，乃万物之始生，其气软而弱。

肝藏血，属木，胆火寄于中，主血，主目，主筋，主呼。

肝在五行属木，五味主酸，五气主风，五化主生。木性曲直，故肝气

"软而弱"即具有柔和与伸展条达之性，喜舒畅而恶抑郁，通于春气，阳气始发，内孕生升之机。内寄相火，主升主动。肝气疏泄，畅达气机，藏血而摄血，故称"体阴而用阳"。

②肝的苦欲补泻

纲要：肝胆，味辛补，酸泻；气温补，凉泻。

肝之苦欲：肝苦急，急食甘以缓之，甘草。肝欲散者，急食辛以散之，川芎。

肝之补泻：补以细辛之辛，泻以白芍药之酸。

肝虚，以陈皮、生姜之类补之。经曰虚则补其母。水能生木，水乃肝之母。苦以补肾，熟地黄、黄柏。如无他证，惟不足，钱氏地黄丸补之。

肝实，则芍药泻之，如无他证，钱氏泻青丸主之，实则泻其子，心乃肝之子，以甘草泻之。

（2）心的生理特性与苦欲补泻

①心的生理特性

心者，五脏之尊，号帝王之称。与小肠为表里，神之所舍，又主于血，属火，旺于夏。

心藏神，为君火，包络为相火，代君行令，主血，主言，主汗，主笑。

心在五行属火，五味为苦，五气为暑，五化主长，为阳中之阳的太阳，称为"阳脏"或"君火"，通于夏气，阳气充盛。故心以阴血为体，以阳气为用，推动心脏搏动，温通全身血脉，兴奋精神情志。但心火升中有降，普照全身，下降于肾，以水火既济，心肾相交。心属火，但恶火热太过损伤。

②心的苦欲补泻

纲要：心小肠，味咸补，甘泻；气热补，寒泻。

心之苦欲：心苦缓，以五味子之酸收之。心欲软，软以芒硝之咸。

心之补泻：补以泽泻之咸，泻以人参、甘草、黄芪之甘。

心虚，以炒盐补之。虚则补其母，木能生火，肝乃心之母，肝母生心火。以生姜补肝，如无他证，钱氏安神丸。

心实，则甘草泻之，如无他证，钱氏方中，重则泻心汤，轻则导赤散。

（3）脾的生理特性与苦欲补泻

①脾的生理特性

脾者，属土，谏议之官，主意与智，消磨五谷，寄在腹中，养于四傍，旺于四季，正主长夏，与胃为表里。

脾藏意，属土，为万物之母，主营卫，主味，主肌肉，主四肢。

脾在五行属土，五味为甘，五气为湿，五化主化。土为万物之母，"土爱稼穑"，具生化、承载、受纳之性，与长夏（夏至至处暑）相通应，酝酿生化，万物华实，合于土生万物之象。故脾主运化，化生营卫之气及精气血津液，以奉生身，以主意智。长夏主湿，脾为阴土，运化水湿而又恶湿喜燥。胃为阳土，受纳水谷而又喜润恶燥。

又，土居中央，主四时，如《素问·太阴阳明论》云："脾者土也，治中央，常以四时长四脏，各十八日寄治。"人体生命活动的维持，依赖脾胃所化生的水谷精微的充养，心肺肝肾的生理机能，赖脾气及其化生的精微物质的支持。脾气健运，则四脏得养，机能正常发挥，人体康健，正气充足，不易得病，既病也易于康复，即仲景所谓"四季脾旺不受邪"。

②脾的苦欲补泻

纲要：脾胃，味甘补，苦泻；气温热补，寒凉泻。

脾之苦欲：脾苦湿，急食苦以燥之，白术。脾欲缓，急食甘以缓之，甘草。

脾之补泻：以甘补之，人参；以苦泻之，黄连。

脾虚，以甘草、大枣之类补之，实则以枳壳泻之。如无他证，虚则以钱氏益黄散。

脾实，则以泻黄散。心乃脾之母，炒盐补之；肺乃脾之子，桑白皮泻之。

（4）肺的生理特性与苦欲补泻

①肺的生理特性

肺者，魄之舍，生气之源，号为相傅，乃五脏之华盖。外养皮毛，内荣肠胃，与大肠为表里……王于秋。其脉浮而毛，曰平；又浮而短涩者，属肺脉。

肺藏魄，属金，总摄一身元气，主闻，主哭，主皮毛。

肺在五行属金，五味为辛，五气为燥，五化主收。通于秋气，具有清洁、收敛之性，故肺体清虚，不容异物，不耐寒热，号为"娇脏"。肺属燥金，但性喜濡润，喜润而恶燥。《灵枢·九针论》云："肺者，五脏六腑之盖也。"肺位于胸腔，覆盖五脏六腑，位置最高，因而有"华盖"之称。肺主呼吸与一身之气，肺气向上向外宣发与向下向内肃降，治理调节全身气血津液的代谢，故为"相傅之官"。

②肺的苦欲补泻

纲要：肺大肠，味酸补，辛泻；气凉补，温泻。

肺之苦欲：肺苦气上逆，黄芩。肺欲收以酸，白芍药。

肺之补泻：补以五味子之酸，泻以桑白皮之辛。

肺虚，则五味子补之。实则桑白皮泻之。如无他证，钱氏泻白散，虚则用阿胶散。虚则补其母，则以甘草补土；肺实，则泻其子，以泽泻泻肾水。

（5）肾的生理特性与苦欲补泻

①肾的生理特性

肾者，精神之舍，性命之根，外通于耳，男子以藏精，女子以系胞，与膀胱为表里……王于冬，其脉沉滑曰平。

肾藏志，属水，为天一之源，主听，主骨，主二阴。

肾在五行属水，五味为咸，五气为寒，五化主藏。通于冬气，具有蛰藏之性，故肾主藏精、主纳气、主生殖等机能，都是肾主蛰藏生理特性的具体体现。肾之精气，分为肾阴（真水）、肾阳（真火），肾水降中有升，以济心阴，使心火不亢，从而水火既济，心肾阴阳水火和谐平衡。同时，肾阴（真水）、肾阳（真火）又为"性命之根"，肾阴具有凉润、宁静、抑制等作用，肾阳具有温煦、推动、兴奋等作用。肾阳为一身阳气之本，"五脏之阳气，非此不能发"，肾阴为一身阴气之本，"五脏之阴气，非此不能滋"，对调节全身阴阳和谐平衡具有重要生理意义。

②肾的苦欲补泻

纲要：肾膀胱，味苦补，咸泻；气寒补，热泻。

肾之苦欲：肾苦燥，则以辛润之，知母、黄柏。肾欲坚，坚以知母之苦。

肾之补泻：补以黄柏之苦，泻以泽泻之咸。

肾虚，则以熟地黄、黄柏补之。

肾本无实，不可泻，钱氏止有补肾地黄丸，无泻肾之药。肺乃肾之母，金生水，补母，又以五味子补之。

5. 脏腑标本寒热虚实论治

张元素的《脏腑标本寒热虚实用药式》根据脏腑虚实寒热辨证、脏腑生理特性以及脏腑之间的五行生克制化关系，分别虚补、实泻、寒温、热清之治法，兼以标本，辨证论治，可为用药范式。

兹依据原文次第，列述于下。

（1）肺病寒热虚实用药式

①气实泻之

肺气实，多见痰湿阻肺、肺火炽盛、肺气壅滞等病机证候，治以祛痰除湿、清肺泻火、理气通滞之法。根据五行生克制化理论，肾（膀胱）为肺之子，实则泻其子，故有肺气盛实，宣降失常，通调水道失司，治以泻膀胱利水之法。

泻子　水为金之子，泻膀胱之水，则水气下降，肺气乃得通调。可用泽泻、葶苈、桑白皮、地骨皮。

除湿　肺气起于中焦，胃中湿痰凝聚，其气上注于肺，祛胃中湿痰，正以清肺。可用半夏、白矾、白茯苓、薏苡仁、木瓜、橘皮。

泻火　肺属金，畏火，火有君相之别，君火宜清，相火有从逆两治，气实只宜逆治。可用粳米、石膏、寒水石、知母、诃子。

通滞　邪气有余，壅滞不通，去其滞气，则正气自行。可用枳壳、薄荷、干生姜、木香、厚朴、杏仁、皂荚、桔梗、紫苏梗。

②气虚补之

肺气虚，多见肺气虚损而不敛、肺气阴两虚而生燥等病机证候，治以补气敛肺、滋肺润燥等法。根据五行生克制化理论，脾为肺之母，虚则补其母，故肺气虚损，常培土生金，治以补脾益气之法。

补母　土为金母，补脾胃，正以益肺气。可用甘草、人参、升麻、黄芪、山药。

润燥　补母是益肺中之气，润燥是补肺中之阴，金为火刑则燥，润燥不外泻火，泻实火则用苦寒，泻虚火则用甘寒。可用蛤蚧、阿胶、麦冬、贝母、百合、天花粉、天门冬。

敛肺　久咳伤肺，其气散漫，或收而补之，或敛而降之，宜于内伤，外感禁用。可用乌梅、罂粟壳、五味子、白芍、五倍子。

③热者清之

肺为娇脏，不耐寒热。肺火（肺热）炽盛，多见于外邪犯肺化热，或痰湿蕴热，或肝火犯肺等所致，火热炽盛，又恐伤及肺津。故治以清肺润燥之法。

本热清之　清热不外泻火润燥，前分虚实，此分标本寒热，意各有注，故药味亦多重出。

清金　清金不外滋阴降火，甘寒苦寒，随虚实而用。可用黄芩、知母、麦门冬、栀子、沙参、紫菀、天冬。

④寒者温之

肺寒则温之，有标本之异，分为本寒温之和标寒散之。

本寒温之　肺为清虚之脏，外感寒邪，入里犯肺，或寒邪及寒饮食直中于里，或过用寒凉伤肺，则肺寒，"温肺必先温脾胃，亦补母之义"，故治以温肺补母之法。原书注云："金固畏火，而性本寒冷，过用清润，肺气反伤，故曰形寒饮冷则伤肺。"

温肺　土为金母，金恶燥而土恶湿，清肺太过，脾气先伤，则土不能生金，故温肺必先温脾胃，亦补母之义。可用丁香、藿香、款冬花、檀香、白豆蔻、益智仁、缩砂仁、糯米、百部。

标寒散之　肺外合皮毛，易为寒热所侵。外感寒邪，伤及皮毛肌腠，则卫气被遏，开合失常，故治以辛温发散解表之法。原书注云："不言标热者，肺主皮毛，邪气初入，则寒尤未变为热也。"

解表　表指皮毛，属太阳，入肌肤则属阳明，入筋骨则属少阳，此解表解肌和解，有浅深之不同。可用麻黄、葱白、紫苏。

（2）大肠病寒热虚实用药式

①肠实泻之

大肠实证病变，邪气有余，壅滞不通，以实热积聚于大肠或大肠腑气不通为主，治疗宜以通为用、以降为顺的苦寒泻下、降气通腑之法。

苦寒泻下　热结于肠，大便不通，寒以下之。可用大黄、芒硝、芫花、牵牛子、巴豆、郁李仁、石膏。

降气通腑　气塞则壅，行气破气则滞自下。可用枳壳、木香、橘皮、槟榔。

②肠虚补之

大肠虚证病变，常见肠虚风入而肠鸣泻泄、气陷气脱而飧泄滑脱、肠燥津亏而大便秘结、脾虚湿盛而下渗大肠所致泄泻等病机证候及临床表现，治以入肠搜风、润肠通便、燥湿止泻、举陷除湿、涩肠固脱之法。

入肠搜风　风为阳气，善行空窍，风气入肠，则见肠鸣、泻泄诸症，故药只举皂荚一味，正以其入肠而搜风。

润肠通便　燥属血分，金被火伤，则血液枯燥，养血所以润燥。可用桃仁、麻仁、杏仁、地黄、乳香、松子、当归、肉苁蓉。

燥湿止泻　土为金母，脾虚湿盛，则水谷不分，下渗于大肠，而为泄泻，燥脾中之湿，所以补母。可用白术、苍术、半夏、硫黄。

举陷除湿　清气在下，则生飧泄，胃中清阳之气，陷入下焦，升而举之，如补中益气、升阳除湿之法。可用升麻、葛根。

涩肠固脱　下陷不已，至于滑脱，涩以止之，所以收敛正气。可用龙骨、白垩、诃子、罂粟壳、乌梅、白矾、赤石脂、禹余粮、石榴皮。

③热者寒之

大肠热性病变，有虚有实，有标有本。实热多由热邪炽盛，或饮食不洁，或肺火下移等所致，虚热多由素体阴虚，或年高阴血不足，或久病伤阴等引起。本热为大肠之腑实热，标热则为热邪入于手阳明大肠经。治以本热寒之清热、标热散之解肌之法。原书注云："不言标寒者，邪入阳明，已变为热，且手阳明经脉在上，非寒邪所干。"

本热寒之　大肠属金恶火，肺火下移大肠，每多无形之热，故宜寒之。

清热　实热则泻，虚热则清。可用秦艽、槐角、地黄、黄芩。

标热散之

解肌　阳明主肌肉，已非在表，不可发汗，用解肌之法。可用石膏、白芷、升麻、葛根。

④**寒者温之**

本寒温之　大肠寒性病变，多因大肠阳气不足，传化功能异常，失于固摄所致，故治以温里补虚之法。金寒水冷，每多下利清谷，故用温。

温里　温里亦所以补虚。可用干姜、附子、肉豆蔻。

（3）胃病寒热虚实用药式

①**胃实泻之**

胃主容受，实则中焦阻塞，上下不通。常见胃中湿热而中焦阻塞，或饮食停滞而通降失常等病机证候，治以清热泻下、消食导滞之法。

清热泻下　热盛则湿者化而为燥，故用下法。可用大黄、芒硝。

消食导滞　重者用下，轻者用消。可用巴豆、神曲、山楂、阿魏、硇砂、郁金、三棱、轻粉。

②**胃虚补之**

胃病虚证，或热或寒，皆与胃腑气虚，或阳气不足有关，气虚而湿盛热生，阳虚而津液不行，治以清热化湿、温胃燥湿之法。

清热化湿　对于湿热，气虚湿盛，湿盛热生，祛湿即所以祛热，热去而正气自生。可用苍术、白术、半夏、茯苓、橘皮、生姜。

温胃燥湿　对于寒湿，脾中之阳气不足，则胃中之津液不行，补阳可以健脾，亦可燥胃，故寒去而湿除，乃能上输津液，灌溉周身。可用干姜、附子、草果、官桂、丁香、肉豆蔻、人参、黄芪。

③热者寒之

胃病热证，有标有本。本热为胃腑实热，标热则为热邪入于足阳明胃经。治以本热寒之降火、标热解之解肌之法。

本热寒之

降火　土生于火，火太过则土焦，降心火，乃以清胃热。可用石膏、地黄、犀角（用代用品）、黄连。

标热解之　邪入阳明，则病在肌肉，寒变为热，故不言标寒。

解肌　阳明主肌肉，邪及肌肉，已不在表，故用解不用发。可用升麻、葛根、豆豉。

（4）脾病寒热虚实用药式

①土实泻之

脾病实证，多见痰血食积阻滞中焦、中央枢机不利的病机证候，根据邪气性质、部位不同，治以吐、下之法。根据五行生克制化理论，肺为脾之子，实则泻其子，故脾气盛实，运化失常，治以泻肺下气之法。

泻子　金为土之子，土满则肺气壅遏，泻肺气，所以消满。可用诃子、防风、桑白皮、葶苈。

涌吐　经云在上者因而越之，痰血食积，壅塞上焦，涌而去之，其势最便，故用吐法。胃实不言吐者，胃主容受，脾主消化，积虽在胃，而病生于脾。可用豆豉、栀子、萝卜子、常山、瓜蒂、郁金、韭汁、藜芦、苦参、赤小豆、盐汤、苦茶。

攻下　下法不止去结除热，凡驱逐痰水皆是，盖脾恶湿，脾病则湿盛，土不足以制水，每生积饮之证，故与脾胃三焦下热结之法稍异。可用大黄、芒硝、青礞石、大戟、续随子、芫花、甘遂。

②土虚补之

脾为万物之母、后天之本，乃气血生化之源。脾病虚证，多见气血不足、健运失常、土虚则诸脏无所禀承的病机证候，根据气虚、血虚之不同，治以补气健脾、养血补脾之法。根据五行生克制化理论，心为脾之母，虚则补其母，故治以益心火、生脾土之法。

补母　土生于火，益心火，所以生脾土。可用桂心、茯苓。

补气　气属阳，阳气旺，则湿不停，而脾能健运。可用人参、黄芪、升麻、葛根、甘草、陈橘皮、藿香、葳蕤、缩砂仁、木香、扁豆。

养血　脾统血，喜温而恶寒，寒湿伤脾，则气病而血亦病，甘温益脾，则阳能生阴，所以和血而补血，与他脏养血之法不同。可用白术、苍术、白芍药、胶饴、大枣、干姜、木瓜、乌梅、蜂蜜。

③湿则祛之

脾主运化水湿，为津液代谢之枢。脾病运化功能失调，则水湿内停中焦，外湿困脾，则健运功能失常，故湿有内外之别、标本不同。

本湿除之　本湿为脾虚生湿，治以健脾燥湿或利尿除湿之法。

燥中宫　脾恶湿，燥湿所以健脾，脾喜温，故只言寒湿，不言湿热，且湿去而热自除。可用白术、苍术、橘皮、半夏、吴茱萸、南星、草豆蔻、白芥子。

洁净府　水乃湿之源，行水乃以除湿，故治湿必利小便。木通、赤茯苓、猪苓、藿香。

标湿渗之　标湿则湿在肌肉经络，治以发汗除湿之法。脾之经络，受伤者，不止于湿，外感之湿中人，不止脾之一经，脾专言湿，举一以概其余，以湿属脾，从其类。

开鬼门　湿从汗解，风能燥湿。可用葛根、苍术、麻黄、独活。

（5）心病寒热虚实用药式

①火实泻之

心为阳脏，藏神而主血脉，属火而恶火热。心火炽盛，多由于火热之邪内侵，情志抑郁化火，或其他脏腑火盛传心所致。心火炽盛，常伤及气血，上扰神明，下移小肠，治以导赤泻火、凉血清热、镇惊泻心等法。根据五行生克制化理论，脾为心之子，实则泻其子，故心火炽盛，常以泻脾清心之法。

泻子　土为火之子，泻脾胃之热，而心火自清。可用黄连、大黄。

泻火　火入上焦，则肺气受伤，甘温以益元气，而热自退，虽为补气，亦可泻火。火入下焦，则小肠与膀胱气化不行，通水道，泻肾火，正以导赤。可用甘草、人参、赤茯苓、木通、黄柏。

凉血　火入血分，则血热，凉血所以泻火。可用丹参、牡丹皮、生地黄、玄参。

镇惊　心藏神，邪入心包，则神不安，化痰清热，兼以重坠，亦镇惊之义。可用朱砂、牛黄、紫石英。

②神虚补之

心主神明，依赖气血以提供物质基础。心病虚证，多见心之阳气不足、心之阴血亏虚、心神失于滋养等病机证候，治以益气补心、养血宁心之法。根据五行生克制化理论，肝为心之母，虚则补其母，故常以补肝养心之法。

补母　木为火之母，肝虚则无以生火，故补心必先补肝。可用细辛、乌梅、酸枣仁、生姜、陈皮。

补气　膻中为气海，膻中清阳之气不足，当温以补之，即降浊升清，亦所以为补。可用桂心、泽泻、白茯苓、茯神、远志、石菖蒲。

补血　心主血，补心必先补血，生新去滞，皆所以为补。可用当归、熟地黄、乳香、没药。

③热者寒之

心病热证，标本有别，本热为心之本脏实热炽盛或虚热内扰，以本热寒之治法，分为泻火、凉血两端；标热为邪气入于心之经脉，以标热发之治法，火郁而用发散之药。

本热寒之 不言本寒者，心虚则寒，上补虚条中已载。

泻火 虚用甘寒，实用苦寒，泻火之法不外二端。可用黄芩、竹叶、麦冬、芒硝、炒盐。

凉血 凉血亦不外泻火，但泻血中之火，则为凉血。可用生地黄、栀子、天竺黄。

标热发之

散火 火郁则发之，升散之药，所以顺其性而发之，与解表发表之义不同。可用甘草、独活、麻黄、柴胡、龙脑。

（6）小肠病寒热虚实用药式

①实热泻之

小肠主受盛化物，泌别清浊。小肠实热，可由于胃肠积热传移等所致。治以行水导热或清热凉血之法。

行水导热 气分有热则水谷不分，行水即以导热。可用木通、猪苓、滑石、瞿麦、泽泻、灯心草。

清热凉血 热入血分则血妄行，清热所以凉血止血。可用地黄、蒲黄、赤茯苓、栀子、丹皮。

②虚寒补之

小肠属火，化物出焉。小肠虚寒，多由于脾胃虚寒影响，或阳气不足而虚寒内生所致，治以调补肠胃之气或补阳行气活血之法。

补气 胃为小肠上流，胃气虚则湿流小肠而水谷不分，调补胃气，即以补小肠之气。可用白术、楝实、茴香、砂仁、神曲、扁豆。

补血 血分寒虚，则多凝滞，补阳行气，所以活血而补血。可用桂心、延胡索。

③热者寒之

小肠有热，有标本之别，本热多为心火下移小肠所致，治以清热降火之法；标热则为邪热入于手太阳经脉引起，治以解肌之法。

本热寒之

降火　小肠与心为表里，心火太旺，往往下传于小肠，降心火，所以清小肠之上流。可用黄柏、黄芩、黄连、连翘、栀子。

标热散之

解肌　阳邪每多自汗之证，故不用发表，且小肠经专主上部，与足阳明解肌不同。可用藁本、羌活、防风、蔓荆子。

（7）膀胱病寒热虚实用药式

①实热泻之

膀胱为水腑，主贮藏和排泄尿液。肾与膀胱相表里，膀胱气化有赖于肾的气化功能。膀胱实热，则气化失常，临床表现特征为排尿异常。

泻火　水不利则火无由泻，行水所以泻火。可用滑石、猪苓、泽泻、茯苓。

②下虚补之

膀胱虚证，分为虚热、虚寒，又多与肾之阴阳不足密切相关，或热或寒，皆能伤气，气虚则下焦不固，故治以滋阴降火或温肾固元之法。

滋肾　热在下焦，乃真水不足，无阴则阳无以化，宜滋肾与膀胱之阴。可用知母、黄柏。

温寒　虚寒则气结于下，或升或散，皆所以通其气；虚寒则元气不固，或温或涩，皆所以固其气。可用桔梗、升麻、益智仁、乌药、山萸肉。

③本热利之

膀胱本腑之热证，多由其他脏腑热邪影响而来，治以行水泻火之法。

降火　水在高源，上焦有火，则化源绝，清金泻火，亦补母之意，前虚热条中所载，乃正治法。此乃隔一治法，为互文笔法。至行水泻火，惟实者宜之，已见前泻实条中，与此条有别。可用地黄、栀子、茵陈、黄柏、牡丹皮、地骨皮。

④标寒发之

膀胱标寒，为寒邪侵袭足太阳经脉，导致太阳表寒之证，治以辛温解表之法。

发表　太阳主表，寒邪入表，急宜驱之使出，故发汗之法，较解表尤重。可用麻黄、桂枝、羌活、防己、黄芪、木贼草、苍术。

（8）肾病寒热虚实用药式

①水强泻之

肾藏精，主纳气，主水。肾病多虚，所谓水强，原书注云："真水无所谓强也，膀胱之邪气旺，则为水强。"故"泻膀胱乃以泻水"治之，并且，根据五行生克制化理论，肝为肾之子，实则泻其子，又可治以"水强泻之"疏肝泻水之法。

泻子　木为水之子，水湿壅滞，得风火以助之，结为痰涎，控去痰涎，正所以疏肝而泄水。可用牵牛子、大戟。

泻腑　膀胱为肾之腑，泻腑则脏自不实。可用泽泻、猪苓、车前子、防己、茯苓。

②水弱补之

肾病多虚，所谓水弱，包括精气阴阳之虚。无论补精、补气、滋阴、壮阳，皆当补水，即原书所谓："肾为水脏，而真阳居于其中，水亏则真阳失其窟宅，无所依附，故固阳必先补水。"精血同源，即精能生血，血能化精，且血之源头在于肾，故益精滋阴，可补血之不足。气属阳，阳气不足，总在命门火衰，故温肾壮火，可补阳气虚弱。并且，根据五行生克制化理论，肺为肾之母，虚则补其母，又可治以金水相生之法。

补母　肺为肾之母，补肺金，所以生肾水。可用人参、山药。

补气　火强则气热，火弱则气寒，寒热皆能伤气，补气之法，亦不外泻火补火二端，《内经》肾脏不分左右，《本草》虽分，究竟命门治法，已赅肾中。可用知母、玄参、补骨脂、砂仁、苦参。

益精　血属阴，阴与阳相配，阳强则阴亏，无阳亦无以生阴，故滋阴温肾，皆所以益精而补血，亦兼命门治法在内。可用黄柏、枸杞、熟地黄、锁阳、肉苁蓉、山萸肉、阿胶、五味子。

③热者寒之

肾病热证，标本有别，本热为肾之本脏邪热炽盛，以"本热攻之"治法，急下存阴；标热为热自内出，邪气在表，以"标热凉之"治法，不可发汗。

本热攻之　邪热入里，直攻肾脏，非如前补气条中，用清热之法，可以缓图，惟有急攻一法。伤寒少阴证，口燥咽干，大承气汤。热入肾脏，真水已亏，岂可攻下，而伤寒少阴条中，有用大承气汤下之者，以有口燥咽干之证，故属之少阴，其实乃少阴阳明，热结于足阳明，则土燥耗水，热结于手阳明，则金燥不能生水，攻阳明之热，正所以救肾水，况肾主二阴，泻腑所以通小便，攻下所以通大便，此亦泻实之法，补前条所未备。

标热凉之　寒邪入于骨髓，久之变而为热，以邪尤在表，故为标热。热自内出，发热而不恶寒，不可发汗，故用清热之法。可用玄参、连翘、甘草、猪肤。

④寒者热之

肾病寒证，标本有别。本寒为肾之本脏寒邪伤阳，以"本寒温之"治法，温里益阳；标寒为寒邪直中少阴，以"标寒解之"治法，不可过汗。

本寒温之　北方水脏，加以寒邪，恐真阳易至消亡，故有急温一法。温里亦不外下条益阳之法，但本非真阳不足，以寒邪犯本，急用温法，故所用皆猛烈之药,与下文补火法大同小异。可用附子、干姜、官桂、白术、蜀椒。

标寒解之　寒邪直入阴分,然尚在经络,未入脏腑,故曰标寒。寒邪入于少阴,经络虽在表,未入于里,已与太阳之表不同,第可引之从太阳而出,不可过汗以泄肾经,故不言发表而言解表。可用麻黄、细辛、独活、桂枝。

(9)命门病寒热虚实用药式

命门作为内脏之一,始于《难经·三十六难》"左肾右命"说。论及命门病寒热虚实,则始于《脏腑标本寒热虚实用药式》。《脉经》《中藏经》《小儿要证直诀》未载。

命门之病,张元素以水火对待言之,明确命门火强,实则肾水不足,火乃有余;命门火弱,实则真阳衰败;阳不能固,而成精脱。张氏首创肾为"先天之本",提出"火居水内,即坎中一画之阳,先天之本是也",论命门火弱,即"肾中元阳不足",较之明代温补诸家在前。并且,固精之法,医家多从肾论治,而元素指出"阳不能固则精不能藏,故固精属之右肾",归属命门病证,亦有独创。

唐代王冰诠释《素问·至真要大论》"诸寒之而热者取之阴,诸热之而寒者取之阳",而确立"壮水之主,以制阳光;益火之源,以消阴翳"著名治法,但原文解析"壮水之主",乃"强肾之阴,热之犹可","益火之源",乃"益心之阳,寒益通行",是为原创。张元素修正此说,以滋阴即以泻火,"所谓壮水之主,以制阳光";以补益元阳,"所谓益火之原,以消阴翳",后世则从之,如此理论,实出元素。

①火强泻之

命门之火,谓之相火;火居水中,阴阳和谐。命门火强,非火之有余,乃肾水不足,相火妄动,故"火强泻之",治以"泻相火","滋阴即以泻火"之法。原书注云："火强非火实，水弱故火强，火强则水愈弱，故泻法仍是补法。"

泻相火　肾火与水并处，水不足，火乃有余，滋阴即以泻火，所谓"壮水之主，以制阳光"。可用黄柏、知母、牡丹皮、地骨皮、生地黄、茯苓、玄参、寒水石。

②火弱补之

命门之火，谓之元阳；阳能配阴，火不耗水。命门火弱，乃肾阳不足，故"火弱补之"，治以"补益肾阳"之法。然则，补益肾阳，"必以滋肾之药佐之"，从水救火，是与温里之法的区别。

火居水内，即坎中一画之阳，为先天之本，弱则肾虚，而真阳衰败，故宜补。

益阳　肾中元阳不足，无以藏精而生血，故补火而不失之燥，则阳能配阴，而火不耗水，即用燥药，亦必以滋肾之药佐之，益阳与温里，所以不同，所谓"益火之原，以消阴翳"。可用附子、肉桂、益智仁、补骨脂、沉香、川乌头、硫黄、天雄、乌药、阳起石、茴香、胡桃肉、巴戟天、丹砂、当归、蛤蚧、覆盆子。

③精脱固之

《难经·三十九难》云："命门者，精神之所舍，原气之所系也，男子以藏精，女子以系胞。"说明右肾命门的功能之一为藏精固精。因此，张元素认为，精的固摄在于肾阳，"阳不能固则精不能藏"，从而提出固肾涩精之法。

血生于阴，而精化于阳，阳不能固，则精不能藏，故固精属之右肾。

涩精　涩以止脱，涩之所以固之。可用牡蛎、芡实、金樱子、五味子、远志、山萸肉、蛤蚧。

（10）三焦病寒热虚实用药式

三焦为六腑之一，有部位三焦、气化三焦之说。《灵枢·营卫生会》

云："上焦如雾，中焦如沤，下焦如渎。"《难经·三十一难》云："三焦者，水谷之道路，气之所终始也。"三焦的功能是元气运行、水液通行的道路，亦属相火，有上、中、下之分。故三焦病变，分为上焦、中焦、下焦。邪气有余，则为实火；相火不足，则为虚火。

①实火泻之

三焦实火，皆为邪气有余，有表里之别，在里分为三部，即上焦实火、中焦实火和下焦实火。实火在表，则宜发汗。实火在里，则上焦实火在胸膈以上者，宜涌吐；中焦实火在脘腹、下焦实火在脐腹及以下者，宜攻下。

汗　实在表则发汗，亦兼诸经解表之法。可用麻黄、柴胡、葛根、荆芥、升麻、薄荷、羌活、石膏。

吐　实在上焦，则用吐法。可用瓜蒂、食盐、韭汁。

下　实在中焦下焦，则用下法。可用大黄、芒硝。

②虚火补之

三焦虚火，皆为相火不足。相火乃人之动气，具推动、温煦、兴奋之功；相火不足，则推动、温煦、兴奋功能减弱，故多寒象，治以温补之法。原书所谓虚火，乃虚而有寒。三焦虚火，分为三部：上焦虚火，病在肺系；中焦虚火，病在脾胃；下焦虚火，病在肾与命门。故用药各不相同。

上焦　可用人参、天雄、桂心。

中焦　可用人参、黄芪、丁香、木香、草果。

下焦　可用黑附子、肉桂、硫黄、人参、沉香、乌药、补骨脂。

③热者寒之

三焦病热证，标本有别。本热为本腑有热，以"本热寒之"清热治法；标热为少阳经热，以"标热散之"发汗解表治法。

本热寒之　三焦本热，是指本腑有热，热则重在清热。三焦本热，分为上焦、中焦、下焦三部，分以治之。

上焦　可用黄芩、连翘、栀子、知母、玄参、石膏、生地黄。

中焦　可用黄连、连翘、生地黄、石膏。

下焦　可用黄柏、知母、生地黄、石膏、牡丹皮、地骨皮。

标热散之　三焦标热，是指三焦经脉有热，亦属表证，故治以发汗解表、和解少阳之法。"少阳居表里之间，无所谓寒也，故不言标寒。"可用柴胡、细辛、荆芥、羌活、葛根、石膏。

（11）胆病寒热虚实用药式

三焦为六腑之一，亦为奇恒之腑之一。胆居甲子之首，具升发之性，故《素问·六节藏象论》有"十一脏取决于胆"之说。胆的功能是贮藏、排泄胆汁，主决断，内寄相火。故胆病有实火、虚火之分，又有标热、本热之异。

①实火泻之

胆病实火，多为邪气有余，则相火偏盛，故治以泻胆之法。相火有余，则胆实，泻火所以泻胆。可用龙胆草、牛胆、猪胆、生蕤仁、生酸枣仁、黄连、苦茶。

②虚火补之

胆病虚火，多为肝肾亏弱，则相火不足，原书所谓虚火，乃虚而有寒，故治以温补之法。胆虚则寒，故宜温补，补气补血，所以温之。可用人参、细辛、半夏、当归、炒蕤仁、炒酸枣仁、熟地黄。

③热者寒之

胆病热证，标本有别。本热为本腑有热，治以"降火""镇惊"；标热为少阳经热，治以"和解少阳"。

本热平之

降火　泻胆条中，亦多降火之药，但火兼虚实，前言其实，此兼言其虚。可用黄芩、黄连、芍药、连翘、甘草。

镇惊　肝藏魂，有热则魂不安，而胆怯，重以止怯，所以镇之。可用黑铅、水银。

标热和之　不言标寒者，少阳半表，所主在筋，邪入于筋，较肌肉更深，则寒变为热。

和解　和法，较解肌更轻。可用柴胡、芍药、黄芩、半夏、甘草。

（12）肝病寒热虚实用药式

肝体阴而用阳，藏血而主疏泄，五行属木，性喜条达舒畅而恶抑郁。

①有余泻之

肝病实证，邪气有余，多由于肝气疏泄失常，肝气郁滞，或气郁及血，血瘀运行不畅，或及津液代谢，水湿停聚成痰，或外风侵袭所致。分而治之，以行气、行血、镇惊、搜风等法。根据五行生克制化理论，心为肝之子，实则泻其子，故泻心即泻肝。

泻子　心为肝之子，泻心火，所以泻子。可用甘草。

行气　肝主血，而气者所以行乎血，气滞则血凝，行血中之气正以行血。可用香附、川芎、瞿麦、牵牛子、青橘皮。

行血　血凝滞不行则为实，旧血不去则新血不流，破血乃所以行血。可用红花、鳖甲、桃仁、莪术、京三棱、穿山甲、大黄、水蛭、虻虫、苏木、牡丹皮。

镇惊　邪入肝经则魂不安而善惊，逐风热，坠痰涎，皆所以镇之。可用雄黄、金箔、铁落、珍珠、代赭石、夜明砂、胡粉、银箔、铅丹、龙骨、石决明。

搜风　肝主风木，故诸风属肝，搜风之法，于肝经独详。可用羌活、荆芥、薄荷、槐子、蔓荆子、白花蛇、独活、皂荚、乌头、防风、白附子、僵蚕、蝉蜕。

②不足补之

肝病虚证，则为不足，常见于肝气、肝血不足。补肝气，当注重畅肝条达之性，可用辛味以散；补肝血，当注重肝血贵在流行，可兼活血以补。根据五行生克制化理论，肾为肝之母，虚则补其母，故治以补肾即所以补肝之法。

补母　肾为肝之母，故云肝无补法，补肾即所以补肝。可用枸杞、杜仲、狗脊、熟地黄、萆薢、阿胶、菟丝子。

补血　血宜流通，而恶壅滞。补血之中，兼以活血，乃善用补者。可用当归、牛膝、续断、白芍、血竭、没药、川芎。

补气　木性条达，郁遏之则其气不扬，辛以补之，所以达其气。可用天麻、柏子仁、苍术、菊花、细辛、密蒙花、决明子、谷精草、生姜。

③热者寒之

肝病热证，分为标本。本热为肝之本脏有热，治以"酸以泻木，咸以泻火"；标热为邪热侵入厥阴之表少阳，治以和解少阳或发表解肌之法。

本热寒之

泻木　木中有火，泻木亦不外泻火，但酸以泻木，咸以泻火，泻中有补，与下泻火攻里有虚实之分，与上补母补气血又有寒温之辨。可用芍药、乌梅、泽泻。

泻火　苦寒泻火，亦是泻其有余，但不用攻伐，只用寒凉，亦是和解之法。可用黄连、龙胆草、黄芩、苦茶、猪胆。

攻里　行血亦用大黄，是行血亦攻里，但攻里不必行血，故另立攻里一条，皆所以泻实火。可用大黄。

标热发之　肝主筋，在肌肉之内，邪入肝经，寒变为热，故不言标寒。

和解　肝之表，属少阳，故用少阳和解之法。可用柴胡、半夏。

解肌　邪入筋而用解肌法，解肌而用太阳发表药，盖邪已深入，引之从肌肉而皮毛。可用桂枝、麻黄。

6. 脏腑辨证论治重视"胃气"

（1）重视"胃气"源于古代哲学思维模式

张元素对于脏腑辨证，尤其重视脾胃之气。究其思想根源，则与古代哲学思维模式密切相关。如《脏腑标本寒热虚实用药式》云："脾藏意，属土，为万物之母。"

自古以来，人类就认为万物生于土地，土地是万物之承载，故"土为万物之母"。这种思维模式最早出自《管子·水地》所说："地者，万物之本源，诸生之根菀也。"突出"土地"为万物根本之旨。

万物之中的基本元素水、火、木、金，土，皆赖土以生。古代哲学以此抽象、演绎为象数之学。如《类经图翼·五行生成数解》云："五行之理，原出自然，天地生成，莫不有数，圣人察河图而推定之。"《河图》《洛书》皆以"五"居中央，"五"即土之数。

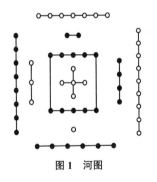　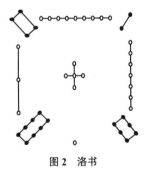

图 1　河图　　　　　　　　图 2　洛书

《河图》《洛书》生成数是以"五"为基数。所谓生数，是指由于天象随五星运转而变化，致万物皆随五气推移而生长，由此把一、二、三、四、五命名为生数。所谓成数，是在土之数"五"生数基础上，递加"五"之后的数为成数。以此推衍，六、七、八、九、十则为成数。例如，"天一生水，地六成之"，水之生数为"一"，加土之数"五"，而得成数"六"。

在中医学理论体系内，土生万物的思想主要应用于阐释生命活动现象。例如，人类生命活动依赖于土地所惠及的五谷、五果、五菜的营养，《素问·藏气法时论》说："五谷为养，五果为助，五畜为益，五菜为充，气味合而服之，以补精益气。"源于土地的营养物质，为人体的生存、生长、繁衍提供了保证。《灵枢·平人绝谷》在论及饮食水谷的重要性时谓："故平人不食饮七日而死者，水谷精气津液皆尽故也。"饮食为人不可须臾或缺，而在生命活动中，脾胃对其运化尤为关键。《灵枢·决气》将人体生命活动必需物质分为精、气、津、液、血、脉六种，称为"六气"，进而论述"六气者，各有部主也，其贵贱善恶，可为常主，然五谷与胃为大海也。"突出说明生命活动所依赖者，从物质而言，为水谷；从功能而言，乃脾胃，脾胃所运化的水谷精微是生命活动的源泉。

并且，由《河图》《洛书》衍生"土居中央，而生万物"的观点。例如，中医学应用于解释脾胃与其他四脏的关系。《素问·太阴阳明论》云："脾者，土也，治中央，常以四时长四脏，各十八日寄治，不得独主于时也。脾脏者，常著胃土之精也。土者生万物而法天地，故上下至头足，不得主时也。"从"脾不主时"说明脾胃之土的重要性。这种论点与《河图》《洛书》的影响不无关系，于是，就有脾土寄旺于四时而调控其他四脏的中央地位。

张仲景《金匮要略·脏腑经络先后病脉证》用以发挥"四季脾旺不受邪"，强调脾气健旺，抵抗病邪能力增强，不易为外邪所侵。

中医学对"土"的重视，包括具有中国传统文化深厚底蕴的内涵，又具有生命科学对"土生万物"的理解，尤其中医学的脾胃在人体生理病理乃至养生、疾病防治中的重要作用。

（2）重视"胃气"源于中医理论与实践体系

张元素重视脾胃之气，与中国传统文化的思维模式密切相关，同时继承了《内经》《中藏经》的理论体系，也是临床实践经验积累的结果。如《医学启源·五脏六腑除心包络十一经脉证法》云："胃者，人之根本，胃气壮，则五脏六腑皆壮也，足阳明是其经也。胃气绝，五日死。"

饮食入口，由胃接受并容纳于其中，故胃有"太仓""水谷之海"之称。由于机体精气血津液的化生，都依赖于饮食水谷，故胃又有"水谷气血之海"之称。容纳于胃的饮食物，经胃的腐熟消化作用，精微物质被吸收，并由脾气转输至全身，而食糜则下传于小肠作进一步消化。胃气的受纳、腐熟水谷机能，必须与脾气运化相互配合，惟有纳运协调，才能将水谷化为精微，进而化生精气血津液，供养全身。

脾主运化水谷，其一是将饮食物化为水谷精微。饮食入胃，经胃的受纳和腐熟作用，初步消化并下达于小肠，经小肠受盛化物作用，进一步消化，分解成水谷精微和糟粕两部分。但胃和小肠的作用必须依赖于脾气的气化和脾阳的温煦作用，才能将水谷化为精微。其二是将水谷精微吸收并向全身转输。在脾气的升清作用下，一方面将水谷精微向上输送至心肺，成为气血等生命物质化生的来源，另一方面"散精"至全身，供机体需要。饮食物在体内的消化吸收，水谷精微的转输，主要由脾的运化功能来完成，而水谷精微又是人体出生之后生长、发育和维持生命活动所必需的营养物质的主要来源，也是生成气血的主要物质基础。所以说脾胃为"后天之本""气血生化之源"。

脾与胃互为根本，胃主受纳腐熟而脾主运化水谷，胃主降浊而脾主升清，胃为阳土喜润恶燥而脾为阴土喜燥恶湿，两者纳运协调，升降相因，燥湿相济，共同完成饮食水谷的受纳腐熟、吸收转输和营养全身的作用。脾胃运化功能，常以"胃气"概括之。

（3）重视"胃气"的辨证论治

张元素重视"胃气"辨证论治的思想，散见于《医学启源》《脏腑标本寒热虚实用药式》。兹以《脏腑标本寒热虚实用药式》"土虚补之"条为例，窥豹一斑。

土为万物之母，而寄旺于四时，土虚则诸脏无所禀承，故用补。

补气药物，注明："气属阳，阳气旺，则湿不停，而脾能健运。"

用药列举人参、黄芪、升麻、葛根、甘草、陈橘皮、藿香、葳蕤、缩砂仁、木香、扁豆，共11味。

再看张元素之高徒李杲《脾胃论》所创"补中益气汤"处方组成，黄芪、人参、白术、炙甘草、当归、橘皮、升麻、柴胡，共8味。其中，黄芪、人参、炙甘草、橘皮、升麻，有5味药与张元素上述补气药物相同，占62.5%，且为处方主要药物。

并且，原书有注："甘温益脾。"可知，补中益气汤"甘温除热"，乃张元素根据《内经》"损者温之""劳者温之"进行发挥，传之弟子，独树一帜。

由此可见，张元素作为易水学派的开山之人，对后世医家的启示，功莫大焉。张元素之学，传之于李杲，发扬光大，才有脾胃学派的创立，从而流传后世。

7. 脏腑辨证论治重视"命门"

张元素丰富完善中医脏腑辨证论治理论，尤其重视胃气，并首次提出"命门"辨证论治理论，对于中医脏腑辨证论治理论起到承前启后、继往开来的重要作用。

（1）命门属肾，合于三焦

①命门属肾

命门一词，首见于《灵枢·根结》："太阳根于至阴，结于命门。命门者，目也。"隋·杨上善《黄帝内经太素·经脉标本》解析曰："肾为命门，上通太阳于目，故目为命门。"

命门与肾的关系，首见于《难经·三十六难》："左者为肾，右者为命门。命门者，诸神精之所舍，原气之所系也，故男子以藏精，女子以系胞。"《难经》以左右分肾与命门，强调命门为藏精之所，元气所系，而未明确言明其实质的区别。

其后，晋·王叔和在《脉经·两手六脉所主五脏六腑阴阳逆顺》中提出："肝、心出左，脾、肺出右，肾与命门，俱出尺部。"奠定寸口脉诊脏腑分部的基础。隋·杨上善认为，左肾藏志，右肾命门藏精。《黄帝内经太素·虚实补泻》云："肾有二枚，在左为肾，在右为命门。肾以藏志，命门藏精，故曰肾藏精者也。"说明肾与命门具有密切关系，名二实一。

宋金时期，医家延续右肾命门学说，但将肾与命门的水火阴阳属性加以发挥。

张元素将命门与肾相提并论，其主要观点为：

其一，命门属肾。《医学启源·五脏六腑除心包络十一经脉证法》开门见山云："肾者，精神之舍，性命之根，外通于耳，男子以藏精，女子以系胞，与膀胱为表里，足少阴太阳是其经也。"直接以肾替换《难经·三十六难》之论，则命门属肾理论昭然。

其二，命门水火即肾中阴阳。《脏腑标本寒热虚实用药式·命门》论及命门标本寒热虚实用药式，一为"火强泻之"，其病机治法："水不足，火乃有余，滋阴即以泻火，所谓壮水之主以制阳光是也。"一为"火弱补之"，其病机治法："肾中元阳不足，无以藏精而生血，故补火而不失之燥，则阳能配阴，而火不耗水，即用燥药，亦必以滋肾之药佐之，益阳与温里，所以不同，所谓益火之原以消阴翳是也。"可知命门之水火，即肾中水火，所谓肾阴肾阳。

其三，命门与肾脉诊相同。《医学启源·五脏六腑除心包络十一经脉证法》论及诊脉之法，旁引《脉诀》，提出："命门与肾脉循骨而行，持脉指法，按至骨上得之为沉；又重手按之，脉道无力者，为濡；举手来疾流利者，为滑。此乃沉濡而滑，命门与肾脉不病之状也。命门与肾部近骨，若出于骨上，见于皮肤血脉筋骨之间，是其浮也；入而至骨，是其沉也。"

其四，命门与肾同治。《脏腑标本寒热虚实用药式·肾》论及肾中气血治法时明言："补气之法，亦不外泻火补火二端，《内经》肾脏不分左右，《本草》虽分，究竟命门治法，已赅左肾中。""滋阴温肾，皆所以益精而补血也，亦兼命门治法在内。"

可知命门与肾既可分而言之，又合而为一，其理、其诊、其治皆同。

②命门合于三焦

《内经》并无命门与三焦关系的论述。《灵枢·本藏》提到："肾合三焦膀胱。"可能为后世阐释命门与三焦关系之肇端。《难经·二十五难》有"心主与三焦为表里"之论。由于手厥阴心包经属心包而历络三焦，手少阳三焦经历属三焦而络于心包，故将心包络合于三焦，互为表里。

晋·王叔和首先提出命门与三焦为表里，《脉经·平人迎神门气口前后脉·肾膀胱俱虚》云："肾有左右，而膀胱无二。今用当以左肾合膀胱，右肾合三焦。"唐·孙思邈认为，三焦形同膀胱。如《备急千金要方·三焦脉轮》云："其三焦形相浓薄大小，并同膀胱之形云。"故而以肾合于三焦膀胱。《备急千金要方·膀胱腑脉论》云："膀胱为腑，有二处，肾亦二形，应左肾合膀胱，右肾合三焦。"

张元素的著作中散在多处论述三焦与命门的关系，较之前人有所发挥。

其一，命门与三焦为表里。《医学启源·五脏六腑除心包络十一经脉证法》引"《脉诀》云：右尺三焦、命门脉之所出。先以轻手得之，是三焦，属表；后以重手得之，是命门，属里也"，清楚地表述命门与三焦的表里关系，可征之于脉诊。

其二，三焦分布命门元气。《医学启源·五脏六腑除心包络十一经脉证法》明确了三焦为元气运行道路，主于三元之气。其曰："三焦者，人之三元之气也，号曰中清之府。总领五脏六腑，荣卫经络，内外左右上下之气也。三焦通，则上下内外左右皆通也。其于灌体周身，和内调外，荣养左右，宣通上下，莫大于此也。"

命门为元气之根，性命之本。元气通过三焦，而分布全身。《脏腑标本寒热虚实用药式》谓："命门，为相火之原，天地之始，藏精生血，降则为漏，升则为铅，主三焦元气。"同时又言："三焦，为相火之用，分布命门元气，主升降出入，游行天地之间，总领五脏六腑、营卫经络、内外、上下、左右之气，号中清之府。上主纳，中主化，下主出。"命门主三焦元气，三焦分布命门元气，清晰明了。

其三，三焦命门补泻同。《医学启源·用药升降浮沉补泻法》一语道明："三焦命门补泻同。"张元素对于脏腑用药升降浮沉补泻独有创见，该篇以心小肠、肺大肠、肝胆、脾胃、肾膀胱为主题，明确药物气味升降浮沉与各脏腑气机升降的相关性及其补泻治法，并有"三焦命门"之论，其用药升降浮沉补泻法相同，足证二者密切相关。

（2）命门标本寒热虚实用药式之创见

张元素学术思想渊源于《内经》《伤寒杂病论》，传承晋·王叔和《脉经》脏腑各部及其脉证、三国·华佗《中藏经·论五脏六腑虚实寒热生死逆顺之法》以及宋·钱乙《小儿药证直诀》脏腑病机辨证论治，以成《医学启源》《脏腑标本寒热虚实用药式》等著作。例如，《医学启源·五脏六腑除心包络十一经脉证法》与《中藏经·论五脏六腑虚实寒热生死逆顺之法》文字大多雷同。

经查证，《内经》论命门凡 5 见，皆谓之"目为命门"；《伤寒杂病论》未见命门之论；《脉经》论命门凡 4 见，论及命门脉诊及其病候；《中藏经》《小儿药证直诀》无命门之论。而张氏《脏腑标本寒热虚实用药式》中分列"命门"，提出命门本病（因其无经络所属，故不言标病）、命门寒热虚实用药治法及其用药，已如前文所述，实乃创见。

研读张元素医学著作，可以领悟张元素对于命门标本寒热虚实用药式的独到见解，充实了肾命理论与实践，对于易水学派及其明清之际重视脾肾之论，起到开先河之作用。

（二）五运六气病机证治

张元素对五运六气的研究具有独到之处，这就是对六气理论的系统论述和实际应用。六气是自然界的气候变化，其常其变对人体影响极大。张元素《医学启源》中，即有"天地六位藏象之图"，将天地六气与人体脏腑相参相应，"六气为病""六气病解"专篇对六气病机进行阐发。"六气主治要法"提出六气病证及其治疗大法，"六气方治"分列治疗处方，"药类法象"则是以六气为纲论析药物。在"六气"学说研究中，可谓最全面、最系统，理、法、方、药一线贯穿，对临床具有重要的指导作用。

1. 以五运六气学说阐释藏象

《医学启源·天地六位藏象之图》以五运六气、天地人作为理论框架对藏象理论进行了高度概括。

张元素精心绘制天地六位藏象之图，简明扼要地说明人与天地相参相应的密切关系。

表3　天地六位藏象图

属上二位天	太　虚	金 金火合德	燥金主清	肺 上焦 象天	下络 大肠
属	天　面	火	君火主热	心包络	下络 小肠
属中二位人	风云之路	木 木火合德	风木主温	肝 中焦 象人	下络 胆经
属	万物之路	火	相火主极热	胆	
属下二位地	地　面	土 土水合德	湿土主凉	脾 下焦 象地	下络胃
属	黄　泉	水	寒水主寒	肾	旁络 膀胱

　　该表第1列，首先依上、中、下位置不同，分为天、地、人，天、地、人又各有二位，是为六位。

　　第2列，属天之位者，对应太虚（宇宙）、天面；属人之位者，对应风云之路、万物之路，万物与人同类；属地之位者，对应地面、黄泉（地下）。

　　第3、4列，天之位者，五行金、火（金火合德），六气燥、火，燥金主清，君火主热；人之位者，五行木、火（木火合德），六气风、火，风木主温，相火主极热。地之位者，五行土、水（土水合德），六气湿、水，湿土主凉，寒水主寒。

　　第5、6列，天之位者，在脏为肺、心包络，属上焦，其气象天，下络大肠、小肠，以表里相合；人之位者，在脏为肝、胆（奇恒之腑），属中焦，其气象人，下络胆经；地之位者，在脏为脾、肾，属下焦，其气象地，下络胃、膀胱，以表里相合。

综合上表，心肺居于上焦，象天。肺，五运属金，金火合德，燥金主清，下络大肠；心及包络，五运属火，君火主热，下络小肠。肝胆居于中焦，象人。肝，五运属木，木火合德，风木主温，下络胆经；胆，五行属相火，主热。脾肾居于下焦，象地。脾，五运属土，土水合德，湿土主凉，下络胃；肾，五运属水，寒水主寒，旁络膀胱。

如此，以五脏为主，络于六腑，分属木、火、土、金、水五运，合于燥金、君火、风木、相火、湿土、寒水六气，并以上焦、中焦、下焦应天、人、地之象，作为中医的理论思维方法，法于天地，合于人事，天、地、人合于六气，与藏象相应，则整体观念贯穿其中，自然与人体合一，从而对脏腑的部位、特性、功能有着较为清楚的认识。天地六气和可以生化万物，养育人类；六气乖戾则摧残万物，贼害人体。

需要说明的是，肝居中焦，早有论述，见于王叔和《脉经》等。由于肝藏血而属阴，其经脉环阴器、循少腹，明清时期医家又将肝归属下焦。但是，由于天地六位之配合，张元素将脾胃归属下焦，这在古代医籍中鲜见。与历代医家学术思想不同，"脾属下焦"之论，大概与文中所归纳的"象地""土水合德"的思维有关。

2. 阐发六气病机

《素问·至真要大论》首载病机十九条，后世将其归纳为五运或五脏病机、六气病机两类。

《医学启源·内经主治备要》，据该书张吉序言，乃张元素梦中所得书卷。详考该篇文字，大部与《素问玄机原病式》相同。《金史·列传第六十九》称：刘完素"又著《素问玄机原病式》，特举二百八十八字，注二万余言"。原创似乎应出于刘完素。张元素将此篇编入《医学启源》卷中，可见其重视程度。

六气为病，乃风、热、湿、火、燥、寒所致病证，这些论述对于研究以外感病邪为主的疾病发生、发展及传变过程具有重要价值。

张元素运用五行"亢害承制"理论解释病机，为特色之一。

（1）风邪致病

纲要：诸暴强直，支痛软戾，里急筋缩，皆属于风。

病机特点："风甚皆兼于燥"，风木之邪致病，风能胜湿，伤津耗液，故多兼燥。"筋缩者，燥之甚也"，筋脉挛缩拘急乃燥甚之征。

依据"亢则害，承乃制"之理，"风木为病，反见燥金之化"，则风木之邪致病，亢害生物。其承者（所不胜）燥金之气制之，"燥金主为紧敛、短缩、劲切"，故其症状可见突然筋挛劲强，筋缩里急，乖戾失常，如角弓反张、抽搐、牙关紧闭等。

（2）热邪致病

纲要：诸病喘呕吐酸，暴注下迫，转筋，小便浑浊，腹胀大而鼓之有声如鼓，痈疽疡疹，瘤气结核，吐下霍乱，瞀郁肿胀，鼻窒鼽衄，血溢血泄，淋闷身热，恶寒战栗，惊惑悲笑，谵妄，衄蔑血污，皆属于热。

病机特点：热邪致病的病机特点比较复杂，有在表、在里、在气、在血、在液等不同。

①热邪在表在里

邪热在表而浅，邪畏其正，故身热恶寒。

热在肌肤，浅而大、热胜血者为痈，深而恶者为疽，有头小疮为疡，浮而小为瘾疹，热胜气为赤瘤丹，郁结坚硬为结核。

热气燥烁于筋则挛瘛而痛。

邪热在里而深，肺热则息数气粗而为喘。心火热甚则瞀惊惑，谵妄或为笑悲，若亢极而战，反兼水化制之，则战栗；胃膈热甚则为呕；肝木怫热则吐酸；肠胃热甚而传化失常则卒暴注泄，后重里急，窘迫急痛；膀胱客热郁结则淋，小便浑浊；大肠热耗其液则便秘；三焦热甚则吐下霍乱。

②热邪在气在血

热邪在气：气为阳，阳为热，气甚则腹胀大，而鼓之有声如鼓；阳热气甚则肿胀；气不通畅而怫热结滞则郁。

热邪在血：血为阴，得寒则凝，得温则行，热甚则溢。热邪在血则血妄行为鼻衄；血有余而热气上甚则为血溢；热在下焦则血泄而大小便血；血出污浊为热势亢极之象。

③热邪在液

热邪在液，肝热甚则出泣，心热甚则出汗，脾热甚则出涎，肺热甚则出涕，肾热甚则出唾。

依据"亢则害，承乃制"之理，"火热亢甚，则反兼水化制之"，火热之邪致病，亢害生物，其承者（所不胜）寒水之气制之，故可见泪、汗、涎、涕、唾等五液失常症状。"心火热甚，亢极而战，反兼水化制之"，故可见壮热、恶寒、寒栗等阳盛格阴、真热假寒之症状。"热极于里，乃火极而似水，则喜惊，反兼肾之恐者，亢则害，承乃制故也。"惊为心志，恐为肾志，心火热甚，善惊恐，亦与其承者（所不胜）寒水之气制之密切相关。

（3）湿邪致病

纲要：诸痉强直，积饮痞隔中满，霍乱吐下，体重胕肿，肉如泥，按之不起，皆属于湿。

病机特点：湿邪之性黏腻重浊，湿邪流注，停滞在肌肤、肠胃、胸膈，阻滞气机，影响脏腑功能，可见积饮痞隔中满，霍乱吐下，体重胕肿，肌肤水肿按之凹陷不起等病候。

依据"亢则害，承乃制"之理，"湿过极，则反兼风化制之"，湿土之邪致病，亢害生物，其承者（所不胜）风木之气制之，"土主安静"，而风善动数变，故善"痉强直"，筋劲强直而不柔和。痉病，兼发热汗出、不恶寒者为阴痉，又曰柔痉；兼发热无汗、反恶寒者为阳痉，又曰刚痉。

（4）火邪致病

纲要：诸热瞀瘛，暴喑冒昧，躁扰狂越，骂詈惊骇，胕肿疼酸，气逆冲上，禁栗如丧神守，嚏呕，疮疡喉痹，耳鸣或聋，呕涌溢，食不下，目昧不明，暴注瞤瘛，暴病猝死，是皆属于火。

病机特点：火邪致病的病机特点总在脏腑，有虚有实，火热多实，亦有水衰火旺者。

①脏腑火盛：心火热甚，类火之体，则神昧瞀昏，惕跳动瘛，躁动烦热，扰乱不宁；心火邪热，干于阳明，鼻痒则嚏；君火化同，则为疮疡；火实制金，不能平木，则木旺兼化，而为疼酸；火气炎上，则气逆冲上；胃膈热甚，则呕涌溢，食不下；火极似水，则战栗禁冷；热甚怫郁，则目昧不明；火性速疾，则暴病猝死。

②水衰火旺：因肾水虚衰而心火热甚，属本虚标实，见失志狂越，懊侬烦心，耳鸣耳聋，中风僵仆等。阳实阴虚，水弱火强，制金而不能平木，而善言恶发，骂詈不避亲疏。

依据"亢则害，承乃制"之理，"心火暴甚，而肾水衰弱"，其承者（所不胜）不能制之，热气怫郁，心神昏冒，则筋骨不用，猝倒而无所知，发为僵仆，甚则水化制火，热甚而生涎，至极即死。

（5）燥邪致病

纲要：诸涩枯涸，干劲皴揭，皆属于燥。

病机特点：燥邪致病的病机特点为干燥、涩滞、紧敛，故见津液枯涸，肌肤干涩，孔窍失润，便燥尿少，皮肤皴揭脱屑等。世人皆谓刘完素补充《内经》病机十九条："诸涩枯涸，干劲皴揭，皆属于燥"，亦见于本篇。

（6）寒邪致病

纲要：诸病上下所出水液，澄澈清冷，癥瘕癫疝，痞坚，腹满急痛，下利清白，食已不饥，吐利腥秽，屈伸不便，厥逆禁固，皆属于寒。

病机特点：寒邪致病的病机特点为凝泣、拘急、清净，血脉凝涩，则生癥瘕、坚痞、腹满急痛、月事不行等；筋脉、经脉拘急短缩，则见疝痛、脉紧、屈伸不便、厥逆禁固；寒水不化而清净，则吐利清冷腥秽，所出水液澄澈清冷。

依据"亢则害，承乃制"之理，"寒极则水凝如地，乃土化制其水"，故症状可见腹中坚硬之癥积，或血不流而寒薄、血行凝涩不畅而成瘕聚，或腹满坚痞急痛，或小腹连睾肿急绞痛之癞疝等。

3. 六气主治要法

（1）初之气

时令阴阳：自大寒至春分，厥阴风木之位，一阳用事，阳气尚微。多发风邪致病。

常见病证：多发咳嗽，风痰，风厥，涎潮，痹塞口喎，半身不遂，失音，风癫，风中妇人，胃中留饮，脐腹微痛，呕逆恶心，眩晕惊悸，阳狂心风，搐搦颤掉。

治法：在上者宜吐，在下者宜下。

（2）二之气

时令阴阳：春分至小满，少阴君火之位，阳气动于清明之间，有阳明之位。多发风湿、风热病。

常见病证：风伤于阳，湿伤于阴，微则头痛身热，发作风湿之候；风伤于血，湿伤于胃气，是以风湿为病，阴阳俱虚，而脉浮，汗出，身重，眠多鼻息，语言难出。

治法：宜汗，不宜热药，下之必死。

（3）三之气

时令阴阳：小满至大暑，少阳相火之位，阳气发万物俱盛，太阳旺。多发热邪致病。

常见病证：多发热，传足经者多矣，太阳、阳明、少阳、太阴、厥阴、少阴。太阳者，发热恶寒，头项痛，腰背强。阳明者，肌痛目痛，鼻干不得卧。少阳胸胁痛，耳聋，口苦，寒热往来而呕。此三阳，属热。太阴者，腹满咽干，手足自温，自利不渴，或腹满时痛。少阴者，口燥舌干而渴。厥阴者，烦满，舌卷囊缩，喘热闷乱，四肢厥冷，爪甲青色。

治法：宜下清、上凉及温养，不宜用热药下之。

（4）四之气

时令阴阳：大暑至秋分，太阴湿土之位，阳气发散之后，阴已用事，太阴旺。多发暑湿致病。

常见病证：多发暑气，头痛身热，发渴；次发脾泄，胃泄，大肠泄，小肠泄，大瘕泄，霍乱吐泻，白利及赤白相杂，米谷不消，肠鸣切痛，面浮足肿，目黄口干，胀满气癖，手足无力。小儿亦如之。

治法：宜渗泄，不宜作热病治。

（5）五之气

时令阴阳：秋分至小雪，阳明燥金之位，阳衰阴盛，金气旺。

常见病证：多发喘咳，呕逆咳嗽，及妇人寒热往来，痃疟瘴痔，消渴中满，小儿斑疹痘疮。

治法：宜表里兼治。

（6）终之气

时令阴阳：小雪至大寒，太阳寒水之位，阴极而尽，天气所收，厥阴旺。多发风寒致病。

常见病证：多见水湿积聚，风痰湿痹，四肢不收。水湿相搏，肺气又衰，冬寒甚，故发则收引，病厥痿弱无以运用。水液澄澈清冷，大寒之疾，积滞瘕块，寒疝血瘕。

治法：宜破积、发汗。

4. 六气治疗处方

张元素《医学启源·卷之中》列"六气方治"专篇，以风、暑、湿、火、燥、寒为纲，论述六气所致病证的用药处方，对临床具有重要指导意义和应用价值。

（1）风病治疗处方

风病在表者，治风有二法，行经和血，开发腠理。原书云："经脉凝滞，非行经则血不顺，是治于内也。皮肤郁结，非开发则荣卫不和，是调理于外也。此亦发散之药也。"

风病治疗处方共 12 首。外风侵袭，多兼他邪，故为百病之长、六淫之首。防风通圣散、灵砂丹、不换金丹偏于治疗风热郁结、气血蕴滞所致诸病证。牛黄通膈汤偏于治疗初病风证，觉一二日，实则急下之。

风善行数变。防风天麻散偏于治疗风痹走注，或中风偏枯，或暴喑不语等病证。神仙换骨丹偏于治疗气血凝滞，荣卫郁结，风热湿气相搏筋骨之间，或偏枯不遂之病证。祛风丸偏于治疗风偏，手足颤掉，语言謇涩，筋骨疼痛。

内风分为中脏、中腑。加减冲和汤、大通圣白花蛇散偏于治疗中腑之病，前者重在和解表里、调荣养卫，后者药力较强，重在调理中风后遗症。花蛇续命汤、活命金丹、至宝丹偏于治疗卒中风、中脏腑之急症、重症。

（2）暑病治疗处方

暑热见于夏至之后、立秋之前，纯属外邪，并无内暑。暑热多直入气分。

暑热治疗处方共 10 首。白虎汤偏于治疗热结在里的诸病证。小柴胡汤偏于治疗伤寒温病、寒热往来等诸病证。

暑多夹湿。益元散偏于清暑利湿，善治暑湿轻证；桂苓甘露饮、桂苓白术散偏于治疗暑湿、暑毒所致霍乱吐泻、腹胀痞闷等病证。化痰玉壶丸偏于治疗因暑所致风痰吐逆，头痛目眩，胸膈烦满，咳嗽痰盛，呕吐涎沫等。

暑热耗气。四君子汤偏于补气而治烦热燥渴；竹叶石膏汤偏于清暑益气而治暑热虚羸少气、气逆欲吐。

暑热伤津。白术散偏于治诸烦热渴，津液内耗，不问阴阳，服之止渴生津液。

暑季时气瘟疫，头痛发热，肢体烦热，疮疹未发，则宜升麻葛根汤治之。

（3）湿病治疗处方

湿有内外。外湿因涉水淋雨、居处伤湿，或以水为事，致人发病；内湿则多由素体肥胖，痰湿过盛，或因恣食生冷，过食肥甘，内伤脾胃所致。湿邪所致的外湿病与脾虚生湿引起的内湿病虽然成因不同，但在发病中常相互影响。湿邪入侵会影响脾的运化而导致湿自内生，反之，脾虚运化水湿无力而生湿，又常易招致湿邪的入侵。

湿病治疗处方共9首。六一散偏于清暑利湿，而治疗身热，呕吐泄泻，肠澼下利赤白，或癃闭淋痛等诸病证。五苓散为利湿之剂，偏于治疗病在表里未解，头痛发热，口燥咽干，烦渴饮水，或水入即吐，小便不利等。

外湿困脾，或脾失健运，而生内湿。赤茯苓丸偏于治疗脾胃水湿太过，四肢肿满，腹胀喘逆，气不宣通，小便赤涩。

湿聚化热。葶苈木香散、大橘皮汤偏于治疗湿热所致水肿腹胀，小便不利，大便滑泄。

湿聚生痰。桂苓白术丸偏于消痰逆，止咳嗽，散痞满壅塞，开坚结痛闷，助进饮食，调和脏腑，无问寒湿湿热，呕吐泻利，皆能开发，以令遍身流湿润燥，气液宣平而愈。

湿盛成水。白术木香散偏于治疗水病欲成，喘嗽肿满，不能卧，不欲饮食，小便闭者。人参葶苈丸偏于治疗一切水肿喘满不可当者。海藻散偏于治疗男子遍身虚肿，喘满闷不快者。

（4）火病治疗处方

外火多由感受温热之邪而致，或风、寒、暑、湿、燥五气化火，临床上有比较明显的外感病演变过程。内火则为脏腑阴阳气血失调或五志化火而致，通过各脏腑的病机变化反映出来。

火病治疗处方共 10 首。凉膈散偏于治疗表邪不解，半入于里，下证未全之表里俱热之证。柴胡饮子偏于解一切肌热、蒸热、积热及寒热往来等表里俱热之证。白虎汤则偏于治疗火热在里之病证。

火极蕴毒。黄连解毒汤为泻火解毒之剂，偏于治疗伤寒杂病热毒内盛，阳厥极深所致诸病证。

火热炽盛，燥实内结。大承气汤、调胃承气汤、三一承气汤等，视病证轻重缓急，可选择使用。

心主火而恶热。心经邪热或下移小肠，风壅壮热等，宜用八正散、洗心散。

热结膀胱，与血相搏，下焦蓄血，其人如狂者，宜桃仁承气汤。

治一切热证，宜神芎丸。常服保养，除痰，消酒食，清头目，利咽膈，能令遍身结滞宣通，气利而愈。

（5）燥病治疗处方

外感风、热、火、燥，内伤七情、饮食、劳倦，皆可导致津液亏虚，以成燥病。燥多兼便秘。脏腑之秘，有实有虚。原书论述："胃实秘，物也；胃虚秘，气也。"言简意赅。故治疗因实而秘，重在祛实通便；治疗因虚而秘，重在甘润理气。

燥病治疗处方共 10 首。胃实而秘者，能饮食，小便赤，宜用麻仁丸、七宣丸。前者偏于调三焦，和五脏，润肠胃，除风气，治疗风热壅结，津液耗少，令大便闭涩不通，高年及有风人便秘者；后者偏于疗风气，治结聚宿食不消所致大便秘、小便涩等病证。

胃虚而秘者，不能饮食，小便清利，宜厚朴汤。厚朴汤偏于调胃理气，治疗胃虚气滞而致大便秘结。

对于虚实错杂者，可兼顾而治。脾约丸偏于甘润通便，治疗脾气结而致小便数、大便硬的肠燥。润肠丸偏于和血疏风，治疗脾胃伏火而致大便秘涩或干燥不通。当归润燥汤偏于润燥通便，治疗消渴，大便秘涩或干燥硬结等病证。

橘杏丸治疗气闭便秘，老人、虚人皆可服用。神功丸治疗三焦气壅，心腹痞闷，六腑风热所致大便不通。七圣丸治疗风气壅盛，痰热结搏所致大便秘涩、小便赤涩等。犀角丸治疗三焦邪热，风盛痰实，头目昏重，肢体拘急，痰涎壅塞，肠胃燥结，大小便难。

（6）寒病治疗处方

外寒伤人，多伤及肌表，亦可直中于里，伤及脏腑。内寒则为阳虚阴盛，寒从中生。内寒与外寒又有联系，寒邪侵犯人体，必然会损伤机体阳气，最终导致阳虚。阳气素虚之体，则又因抗御外邪的能力低下，易于外感风寒而致病，或外寒易于直中脏腑，引起内寒而发病。

寒水治疗处方 11 首。大已寒丸偏于治疗大寒积冷，脏腑虚寒所致诸证。四逆汤、加减白通汤皆可治疗阴证伤寒，前者重在助阳救衰，后者重在通阳祛寒。

附子理中丸、胡椒理中丸、理中丸治疗脾胃中焦虚寒，理中丸仅用干姜而药力略轻，附子理中丸干姜、附子并用而药力较强，胡椒理中丸则偏于治疗脾胃虚寒而气不通宣、逆气虚痞等病证。

桂附丸偏于治疗风邪冷气，入乘心络，或脏腑暴感风寒，上乘于心，令人猝然心痛，或引背膂，甚则经久不差。姜附汤偏于治疗五脏中寒，或猝然晕闷，手足厥冷。

铁刷汤治疗积寒痰饮，呕吐不止，胸膈不快，饮食不下。二姜丸、术附汤皆治疗痼冷，前者药力较轻，而后者较重。

5. 六气治疗药类法象

张元素归纳药物性能特点，针对六气病机，确定主治要法，概括治疗处方；六气之中，火热归一，药类法象，分为五类，以气味阴阳、升降浮沉、生长化收藏为纲领总结治疗用药。依此分类中药者，在中医古籍中比较少见。

（1）风升生类

属风升生类药物20味，为味之薄者，阴中之阳，酸、苦、咸、平之类，如防风、羌活、升麻、柴胡、葛根、威灵仙、细辛、独活、白芷等。

防风

气味：气温，味辛甘。

归经：太阳经本药。

升降浮沉：气味俱薄，浮而升，为阳。

功效：疗风通用，泻肺实，散头目中滞气，除上焦风邪之仙药，主治诸风及祛湿。

使用注意：误服泻人上焦元气。

羌活

气味：气微温，味甘苦。

归经：手足太阳经。

升降浮沉：气味俱薄，浮而升，为阳。

功效：其用有五：手足太阳引经一也，风湿相兼二也，透关利节、去肢节疼痛三也，除痈疽败血四也，风湿头痛五也。

使用注意：去黑皮并腐烂者，锉用。

威灵仙

气味：气温，味苦甘。

归经：入太阳经。

升降浮沉：味甘，纯阳，祛太阳之风。

功效：主诸风湿冷，宣通五脏，祛腹内痕滞，腰膝冷痛，及治伤损。

使用注意：铁脚者佳，去芦用。

藁本

气味：气温，味大辛。

归经：太阳经风药。

升降浮沉：味苦，性微温，气厚味薄而升，为阳。

功效：治头痛、脑痛、齿痛。太阳头痛必用之药。顶颠痛，非此不能除。

柴胡

气味：气平，味微苦。

归经：少阳、厥阴引经药。

升降浮沉：味微苦，性平微寒，气味俱轻，为阳，主升。

功效：妇人产前产后必用之药也。善除本经头痛，非他药所能止。治心下痞，胸膈中痛。少阳经分药，能引胃气上升，以发散表热。

使用注意：胆痹非柴胡梢不能除。去芦用。

川芎

气味：气平，味辛。

归经：少阳经本药。

升降浮沉：性温，味辛苦，气厚味薄，浮而升，为阳。

功效：其用有四：少阳引经一也，诸头痛二也，助清阳之气三也，祛湿气在头四也。

使用注意：捣细用。

升麻

气味：气平，味微苦。

归经：足阳明胃、足太阴脾引经药。

升降浮沉：气味俱薄，浮而升，为阳。

功效：其用有四：手足阳明引经一也，升阳于至阴之下二也，阳明经分头痛三也，祛风邪在皮肤及至高之上四也。

使用注意：刮去黑皮腐烂者用。里白者佳。

葛根

气味：气平，味甘。

归经：通行足阳明之经。

升降浮沉：味甘性寒，气味俱薄，体轻上行，浮而微降，为阳中阴。

功效：其用有四：止渴一也，解酒二也，发散表邪三也，发散小儿疮疹难出四也。

使用注意：益阳生津液，不可多用，恐损胃气。去皮用。

香白芷

气味：气温，味大辛。

归经：通行手足阳明经。

升降浮沉：味辛性温，气味俱轻，为阳。

功效：阳明经引经之药，治头痛在额及疗风通用，祛肺经风。

细辛

气味：气温，味大辛。

归经：入少阴经。

升降浮沉：味辛性温，气厚于味，为阳。

功效：止诸阳头痛，诸风通用之。辛热，温少阴之经，散水寒，治内寒。

使用注意：去芦并叶。华山者佳。

独活

气味：气微温，味甘苦平。

归经：足少阴肾引经药。

升降浮沉：味辛而苦，气温，性味薄而升。

功效：与细辛同用，治少阴经头痛。治风须用，及能燥湿。苦头眩目晕，非此不能除。

使用注意：去皮净用。

麻黄

气味：气温，味苦。

归经：入太阳、太阴经。

升降浮沉：性温，味甘辛，气味俱薄，体轻清而浮升，为阳。

功效：发太阳、太阴经汗。其用有四：祛寒邪一也，肺经本药二也，发散风寒三也，祛皮肤之寒湿及风四也。

使用注意：去根，不锉细，微捣碎，煮二三沸，去上沫，不然，令人烦心。

秦艽

气味：气微寒，味苦。

升降浮沉：性平味咸，阴中微阳。

功效：养血荣筋，中风手足不遂者用之。祛手阳明经下牙痛、口疮毒，及除本经风湿。

使用注意：去芦净用。

鼠粘子

气味：气平，味辛。

升降浮沉：辛温为阳。

功效：主风毒肿，消利咽膈，可出痈疽疮头，润肺散气。

使用注意：捣细用之。

桔梗

气味：气微温，味辛苦。

升降浮沉：味凉而苦，性微温，味厚气轻，为阳中阴。

功效：肺经之药。利咽嗌胸膈，治气，乃散寒呕，若咽中痛，非此不能除。

使用注意：去芦，米泔浸一宿用。

蔓荆子

气味：气温，味辛。

归经：入太阳经。

升降浮沉：阳中之阴。

功效：治太阳头痛、头沉、昏闷，除目暗，散风邪之药也。凉诸经之血热，止头痛，主目睛内痛。

使用注意：胃虚人不可服，恐生痰疾。洗净用。

天麻

气味：气平，味苦。

功效：治头风，主诸风湿痹，四肢拘急，小儿惊痫，除风气，利腰膝，强筋力。

荆芥

气味：气温，味辛苦。

功效：辟邪毒，利血脉，宣通五脏不足气。能发汗，通关节，除劳渴。

使用注意：冷捣和醋封毒肿。去枝茎，以手搓碎用。

薄荷

气味：气温，味辛苦。

升降浮沉：性凉味辛，气味俱薄，浮而升，为阳。

功效：能发汗，通关节，解劳乏，与薤相宜。去高颠头部及皮肤风热。

使用注意：新病瘥人不可多食，令人虚，汗出不止。去枝茎，手搓碎用。

前胡

气味：气微寒，味苦。

功效：主痰满胸胁中痞，心腹气，治伤寒寒热，推陈致新，明目益精。

使用注意：锉用。

（2）热浮长类

属热浮长类药物20味，为气之厚者，阳中之阳，辛、甘、温、热之类，如附子、干姜、乌头、生姜、良姜、肉桂、桂枝等。

黑附子

气味：气热，味大辛。

归经：通行诸经，引用药。

升降浮沉：辛，纯阳，治脾中大寒。又云：性大热，味辛甘，气厚味薄，轻重得宜，可升可降，为阳。

功效：能除肾中寒甚，以白术为佐，谓之术附汤，除寒湿之圣药也。治经闭。其用有三：祛脏腑沉寒一也，补助阳气不足二也，温暖脾胃三也。然不可多用。

使用注意：慢火炮制用。

干姜

气味：气热，味大辛。

升降浮沉：性热味辛，气味俱厚，半沉半浮，可升可降，为阳中阴。

功效：治沉寒痼冷，肾中无阳，脉气欲绝。治中焦有寒。其用有四：通心气助阳一也，祛脏腑沉寒二也，发散诸经之寒气三也，治感寒腹痛四也。

使用注意：水洗，慢火炙制，锉用。

干生姜

气味：气温，味辛。

功效：主伤寒头痛，鼻塞上气，止呕吐。治咳嗽，生与干同治。与半夏等分，治心下急痛。

使用注意：锉用。

川乌头

气味：气热，味大辛。

升降浮沉：性热味辛甘，气厚味薄，浮而升，为阳。

功效：疗风痹半身不遂，引经药也。其用有六：除寒疾一也，去心下坚痞二也，温养脏腑三也，治诸风四也，破积聚滞气五也，治感寒腹痛六也。

使用注意：先以慢火炮制，去皮，碎用。

良姜

气味：气热，味辛。

升降浮沉：纯阳。

功效：主胃中逆冷，霍乱腹痛，翻胃吐食，转筋泻利，下气消食，健脾胃。

使用注意：碎用。

肉桂

气味：气热，味大辛。

升降浮沉：纯阳。

功效：补下焦火热不足，治沉寒痼冷之病，及表虚自汗。祛营卫中之风寒。

使用注意：春夏二时为禁药也。去皮，捣细用。

桂枝

气味：气热，味辛甘。

升降浮沉：性温，味辛甘，气味俱薄，体轻而上行，浮而升，为阳。

功效：宜入治上焦药用也。其用有四：治伤风头痛一也，开腠理二也，解表三也，祛皮肤风湿四也。

草豆蔻

气味：气热，味大辛。

升降浮沉：纯阳。

功效：治风寒客邪在于胃口之上，善祛脾胃寒，治客寒令人心胃痛。益脾胃，祛寒。

使用注意：面裹煨熟，去面皮，捣细用。

丁香

气味：气温，味辛。

升降浮沉：纯阳。

功效：气味辛温，温脾胃，止霍乱，消疹癖、气胀，及胃肠内冷痛，壮阳，暖腰膝，杀酒毒，祛胃寒。

厚朴

气味：气温，味辛。

升降浮沉：性温，味苦辛，气厚味厚，体重浊而微降，为阴中阳。

功效：能除腹胀。若元气虚弱，虽腹胀，宜斟酌用之。大热药中兼用，结者散之。紫色者佳。其用有三：平胃气一也，去腹胀二也，孕妇忌之三也。去腹胀，厚肠胃。

使用注意：误服，脱人元气，切禁之。孕妇忌之。去粗皮，姜汁制用。

益智仁

气味：气热，味大辛。

功效：治脾胃中寒邪，和中益气，治人多唾，当于补中药内兼用之。

使用注意：不可多服。去皮捣用。

木香

气味：气热，味辛苦。

升降浮沉：性热，味辛苦，气味俱厚，沉而降，为阴。

功效：除肺中滞气，若疗中下焦气结滞，须用槟榔为使。和胃气。

使用注意：广州者佳。

白豆蔻

气味：气热，味大辛。

升降浮沉：性大温，味辛，气味俱薄，轻清而升，为阳。

功效：荡散肺中滞气，主积冷气，宽膈，止吐逆，久反胃，消谷下气，进饮食。其用有五：肺金本药一也，散胸中滞气二也，治感寒腹痛三也，温暖脾胃四也，赤眼暴发、白睛红者五也。去太阳经目内大眦红筋。

使用注意：去皮捣用。

川椒

气味：气温，味辛。

升降浮沉：辛，阳。

功效：主邪气，温中，除寒痹，坚齿发，明目，利五脏。明目之剂。

使用注意：手搓细用。

吴茱萸

气味：气热，味辛。

升降浮沉：性热味辛，气味俱厚，半沉半浮，阴中之阳也，气浮而味降。

功效：治寒在咽喉，隘塞胸中。经云：咽膈不通，食不可下，食则呕，令人口开目瞪，寒邪所结，气不得上下，此病不已，令人寒中腹满，膨胀下利，寒气诸药，不可代也。其用有四：祛胸中寒一也，止心痛二也，治感寒腹痛三也，消宿酒，为白豆蔻之佐四也。温中下气。

使用注意：洗去苦味，晒干用。

茴香

气味：气平，味辛。

功效：破一切臭气，调中止呕，下食。

使用注意：须炒黄色，捣细用。

延胡索

气味：气温，味辛。

功效：破血治气，妇人月事不调，小腹痛甚，温暖腰膝，破散癥瘕。

使用注意：捣细用。

缩砂仁

气味：气温，味辛。

功效：治脾胃气结滞不散，主虚劳冷泻，心腹痛，下气消食。

使用注意：捣细用。

红蓝花

气味：气温，味辛。

功效：主产后口噤血晕，腹内恶血不尽，绞痛，破留血神验。佐当归生新血。

使用注意：酒浸。

神曲

气味：气暖，味甘。

升降浮沉：辛，阳。

功效：消食，治脾胃食不化，须用于脾胃药中少加之。益胃气。

使用注意：炒黄色用。

（3）湿化成类

属湿化成类药物21味，为气之平、味之淡者，而兼寒热温凉、辛甘咸苦之类，如黄芪、人参、甘草、当归、熟地黄、半夏、白术、苍术、橘皮、青皮等。

黄芪

气味：气温，味甘平。

升降浮沉：气温味甘，气薄味厚，可升可降，为阴中阳。

功效：治虚劳自汗，补肺气，实皮毛，泻肺中火，脉弦，自汗。善治脾胃虚弱，疮疡血脉不行，内托阴证，疮疡必用之药。其用有五：补诸虚不足一也，益元气二也，去肌热三也，疮疡排脓止痛四也，壮脾胃五也。益胃气，去诸经之痛。

使用注意：去芦并皱，锉用。

人参

气味：气温，味甘。

升降浮沉：性温味甘，气味俱薄，浮而升，为阳。

功效：治脾肺阳气不足，及肺气喘促，短气少气。补中缓中，泻肺脾胃中火邪，善治短气，非升麻为引用，不能补上升之气，升麻一分，人参三分，可为相得也。若补下焦元气，泻肾中之火邪，茯苓为之使。甘草梢子生用为君，善去茎中痛。或加苦楝，酒煮延胡索为主，尤妙。其用有三：补元气一也，止渴二也，生津液三也。肺实忌之。

使用注意：补胃嗽喘勿用，短气用之。去芦。

甘草

气味：气味甘，性大凉。

升降浮沉：性寒味甘，气薄味厚，可升可降，为阴中阳。

功效：能补三焦元气，调和诸药相协，共为力而不争，性缓，善解诸急。其用有五：和中一也，补阳气二也，调诸药三也，能解其太过四也，祛寒邪五也。腹胀则忌之。养血补胃。

使用注意：胸中积热，非梢子不能除，去皮，碎用。

当归

气味：气温，味甘。

升降浮沉：性温味辛，气厚味薄，可升可降，为阳。

功效：能和血补血，尾破血，身和血。其用有三：心经药一也，和血二也，治诸病夜甚三也。治上治外，酒浸洗糖黄色，嚼之大辛，可能溃坚。

使用注意：用温水洗去土，酒制过，或焙或晒干。血病须去芦头用。

熟地黄

气味：气寒，味苦。

升降浮沉：性温味苦甘，气薄味厚，沉而降，为阴。

功效：补血虚不足，虚损血衰之人须用。善黑须发。其用有五：益肾水真阴一也，和产后气血二也，去脐腹急痛三也，养阴退阳四也，壮水之源五也。

使用注意：忌萝卜。酒浸，锉细用。

半夏

气味：气微寒，辛平。

升降浮沉：性温，味辛苦，气味俱薄，沉而降，为阴中阳。

功效：治寒痰，及形寒饮冷伤肺而咳，大和胃气，除胃寒，进饮食，治太阴痰厥头痛，非此不能除。其用有四：燥脾胃湿一也，化痰二也，益脾胃之气三也，消肿散结四也。

使用注意：渴则忌之。汤洗七次，干用。

白术

气味：气温，味甘。

升降浮沉：性温味微苦，气味俱薄，浮而升阳。

功效：能除湿益燥，和中益气，利腰脐间血，除胃中热。其用有九：温中一也，祛脾胃中湿二也，除脾胃热三也，强脾胃、进饮食四也，和脾胃、生津液五也，主肌热六也，治四肢困倦、目不欲开、怠惰嗜卧、不思饮食七也，止渴八也，安胎九也。

苍术

气味：气温，味甘。

功效：除上湿，发汗，功最大。其用与白术同，但比之白术，气重而体沉。治胫足湿肿，加白术。

使用注意：泔浸，刮去皮用。

橘皮

气味：气温，味苦。

升降浮沉：性寒味辛，气薄味厚，浮而升，为阳。

功效：能益气，去滞气，推陈致新。其用有三：祛胸中寒邪一也，破滞气二也，益脾胃三也。少用同白术则益脾胃，其多及独用则损人。

使用注意：若补脾胃，不去白；若理胸中滞气，去白。有甘草则补肺，无则泻肺。

青皮

气味：气温，味辛。

升降浮沉：性寒味苦，气味俱厚，沉而降，为阴。

功效：主气滞，消食破积。其用有五：足厥阴、少阳之分，有病则用之一也，破坚癖二也，散滞气三也，祛下焦诸湿四也，治左胁有积气五也。

使用注意：若补脾胃，不去白；若理胸中滞气，去白。有甘草则补肺，无则泻肺。

藿香

气味：气微温，味甘辛。

升降浮沉：性温味苦，气厚味薄，浮而升，为阳。

功效：疗风水，去恶气，治脾胃吐逆，霍乱心痛。其用，助胃气。补胃气，进饮食。

使用注意：去枝茎用叶，以手搓用。

槟榔

气味：气温，味辛。

升降浮沉：性温，气味苦，气薄味厚，沉而降，为阴中阳。

功效：其用，破滞气下行。破滞气，泄胸中至高之气。

广茂（蓬莪术）

气味：气温，味苦辛。

功效：主心膈痛，饮食不消，破痃癖气最良。

使用注意：火炮开用。

京三棱

气味：气平，味苦。

升降浮沉：味苦，阴中之阳。

功效：主心膈痛，饮食不消，破气。治老癖癥瘕结块，妇人血脉不调，心腹刺痛。

使用注意：火炮制使。破积气，损真气，虚人不用。

阿胶

气味：气微温，味甘平。

升降浮沉：性平味淡，气味俱薄，浮而升，为阳。

功效：主心腹疼痛，血崩，补虚安胎，坚筋骨，和血脉，益气止痢。能补肺气不足。

使用注意：慢火炮脆，搓细用。

诃子

气味：气温，味苦。

功效：主腹胀满，不下饮食，消痰下气，通利津液，破胸膈结气，治久痢赤白、肠风。

使用注意：去核，捣细用。

桃仁

气味：气温，味甘苦。

功效：治大便血结、血秘、血燥，通润大便，七宣丸中用之，专疗血结，破血。

使用注意：汤浸去皮尖，研如泥用。

杏仁

气味：气温，味甘苦。

升降浮沉：性温味苦而甘，气薄味厚，浊而沉降，为阴。

功效：除肺中燥，治风燥在于胸膈。其用有三：润肺气一也，消宿食二也，升滞气三也。

使用注意：麸炒，去皮尖用。

大麦蘖

气味：气温，味咸。

功效：补脾胃虚，宽肠胃。

使用注意：捣细，炒黄色，取面用之。

紫草

气味：气温，味苦。

功效：主心腹邪气、五疸，利九窍，补中益气，通水道，疗腹肿胀满。

使用注意：去土用茸，锉细用。

苏木

气味：气平，味甘咸。

升降浮沉：性凉，味微辛，发散表里风气，阳中之阴。

功效：主破血，产后血胀闷欲死者，排脓止痛，消痈肿瘀血，妇人月经不调，及血晕口噤，破死血。

使用注意：锉细用。

（4）燥降收类

属燥降收类药物21味，为气之薄者，阳中之阴，辛、甘、淡、平、寒、凉之类，如茯苓、泽泻、猪苓、滑石、瞿麦、车前子等。

茯苓

气味：气平，味甘。

升降浮沉：性温味淡，气味俱薄，浮而升，为阳。

功效：止消渴，利小便，除湿益燥，利腰脐间血，和中益气为主。治小便不通，溺黄或赤而不利。医言赤泻白补，上古无此说。其用有五：止泻一也，利小便二也，开腠理三也，除虚热四也，生津液五也。

使用注意：数服之，则损人目。如汗多人服之，损元气，夭人寿。刮皮，捣细用。

泽泻

气味：气平，味甘。

升降浮沉：味咸性寒，气味俱厚，沉而降，为阴。

功效：除湿之圣药也。治小便淋沥，去阴间汗。其用有四：入肾经一也，去旧水、养新水二也，利小便三也，消肿疮四也。阴中微阳，渗泄止渴。

使用注意：无湿疾服之，令人目盲。捣细用。

猪苓

气味：气平，味甘。

升降浮沉：性平味淡，气味俱薄，升而微降，为阳。

功效：大燥除湿，其用与茯苓同。去心中懊侬。

使用注意：无湿证勿服。去黑皮。里白者佳。

滑石

气味：气寒，味甘。

功效：治前阴窍涩不利，性沉重，能泄气，上令下行，故曰滑则利窍，不比与淡渗诸药同。

使用注意：白者佳。捣细用。色红者服之令人淋。

瞿麦

气味：气寒，味苦辛。

升降浮沉：阳中之阴。

功效：主关格诸癃结，小便不通，治痈肿排脓，明目去翳，破胎堕胎，下闭血，逐膀胱邪热。利小便为君。

使用注意：去枝用穗。

车前子

气味：气寒，味甘。

升降浮沉：阳中之阴。

功效：阴癃气闭，利水道，通小便，除湿痹，肝中风热冲目赤痛。

使用注意：捣细用。

木通

气味：气平，味甘。

功效：主小便不通，导小肠中热。

使用注意：刮去粗皮用。

灯草、通草

气味：气平，味甘。

升降浮沉：辛甘，为阳。

功效：通阴窍涩不利，利小便，除水肿、癃闭、五淋。

使用注意：锉细用。

五味子

气味：气温，味酸。

功效：大益五脏气，使人精神、元气两足，筋力涌出。

使用注意：生用。

白芍药

气味：气微寒，味酸。

升降浮沉：性寒味酸，气厚味薄，升而微降，为阳中阴。

功效：其用有六：安脾经一也，治腹痛二也，收胃气三也，止泻利四也，和血脉五也，固腠理六也。泻肝补脾胃，酒浸引经；止中部腹痛，去皮用。

使用注意：去皮用。

桑白皮

气味：气寒，味苦酸。

功效：主伤中五劳羸瘦，补虚益气，泻肺气，止吐血、热渴，消水肿，利水道。

使用注意：去皮用。

天冬

气味：气寒，味微苦。

升降浮沉：甘苦，阳中之阴。

功效：保肺气，治血热侵肺，上喘气促。

使用注意：汤浸，晒干，去心用。

麦冬

气味：气寒，味微苦。

升降浮沉：甘苦，阳中微阴。

功效：治肺中伏火，脉气欲绝。加五味子、人参二味，为生脉散，补肺中元气不足，须用之。引经酒浸，治经枯、乳汁不下。

使用注意：汤洗，去心用。

犀角

气味：气寒，味苦酸。

功效：主伤寒瘟疫头痛，安心神，止烦渴、霍乱，明目镇惊，治中风失音，小儿麸豆，风热惊痫。

使用注意：镑末用。

乌梅

气味：气寒，味酸。

功效：主下气，除热烦满，安心调中，治痢止渴。

使用注意：以盐豉为白梅，亦入除痰药。去核用。

牡丹皮

气味：气寒，味苦。

升降浮沉：辛苦，阴中之阳。

功效：治肠胃积血及衄血、吐血必用之药。凉骨热。

使用注意：锉用。

地骨皮

气味：气寒，味苦。

升降浮沉：阴。

功效：解骨蒸肌热，主消渴、风湿痹，坚筋骨。凉血。

使用注意：去骨用皮，碎用。

枳壳

气味：气寒，味苦。

升降浮沉：性寒味苦，气厚味薄，浮而升，微降，阴中阳。

功效：治胸中痞塞，泄肺气。其用有四：破心下坚痞一也，利胸中气二也，化痰三也，消食四也。破气。

使用注意：麸炒，去瓤用。

琥珀

气味：气平，味甘。

升降浮沉：甘，阳。

功效：定五脏，定魂魄，消瘀血，通五淋。利小便，清肺。

连翘

气味：气平，味苦。

升降浮沉：性凉味苦，气味俱薄，轻清而浮升，为阳。

功效：主寒热瘰疬，诸恶疮肿，除心中客热，去胃虫，通五淋。其用有三：泻心经客热一也，去上焦诸热二也，疮疡须用三也。

使用注意：手搓用之。

枳实

气味：气寒，味苦。

升降浮沉：性寒味苦，气厚味薄，浮而升，微降，阴中阳。

功效：除寒热，去结实，消痰癖，治心下痞，逆气，胁下痛。其用有四：主心下痞一也，化心胸痰二也，消宿食、散败血三也，破坚积四也。祛胃中湿。

使用注意：去瓤，麸炒用。

（5）寒沉藏类

属寒沉藏类药物23味，为味之厚者，阴中之阴，酸、苦、咸、寒之类，如大黄、黄柏、黄芩、黄连、石膏、龙胆、生地黄、知母等。

大黄

气味：气寒，味苦。

升降浮沉：性寒味苦，气味俱厚，沉而降，为阴。

功效：其性走而不守，泻诸实热不通，下大便，荡涤肠胃中热，专治不大便。其用有四：去实热一也，除下焦湿二也，推陈致新三也，消宿食四也。

使用注意：用之须酒浸煨熟，寒因热用也。酒浸入太阳，酒洗入阳明，余经不用。去皮锉用。

黄柏

气味：气寒，味苦。

升降浮沉：性寒味苦，气味俱厚，沉而降，为阴。

功效：治肾水膀胱不足，诸痿厥，腰脚无力，治口疮如神，瘫痪必用之药也。其用有六：泻膀胱龙火一也，利小便热结二也，除下焦湿肿三也，治痢先见血四也，去脐下痛五也，补肾气不足、壮骨髓六也。

使用注意：二制则治上焦，单制则治中焦，不制则治下焦也。去皮用。

黄芩

气味：气寒，味微苦。

升降浮沉：性凉，味苦甘，气厚味薄，浮而降，为阳中阴。

功效：治肺中湿热，疗上热目中肿赤，瘀血壅盛，泄肺中火邪，上逆于膈上，补膀胱之寒水不足，乃滋其化源也。其用有九：泄肺经热一也，夏月须用二也，祛诸热三也，上焦及皮肤风热风湿四也，妇人产后养阴退阳五也，利胸中气六也，消膈上痰七也，除上焦及脾诸湿八也，安胎九也。主上部积血，肺苦气上逆，急食苦以泄之。

使用注意：单制、二制、不制，分上、中、下也。去皮锉用。

黄连

气味：气寒，味苦。

升降浮沉：性寒味苦，气味俱厚，可升可降，为阳中阴。

功效：泻心火，除脾胃中湿热，治烦躁恶心，郁热在中焦，兀兀欲吐，心下痞满，必用药也。其用有五：泻心热一也，祛上焦火二也，诸疮必用三也，祛风湿四也，赤眼暴发五也。

使用注意：去须用。

石膏

气味：气寒，味辛甘。

归经：足阳明经。

升降浮沉：性寒味淡，气味俱薄，体重而沉降，为阴。

功效：治足阳明经中热、发热、恶热、躁热、日晡潮热，自汗，小便浊赤，大渴引饮，身体肌肉壮热，苦头痛之药，白虎汤是也。善治本经头痛，止阳明头痛。治下牙痛，用香芷为引。捣细用。

使用注意：善治本经头痛，若无此有余之证，医者不识而误用之，则不可胜救也。乃阳明经大寒药，能伤胃气，令人不食，非腹有极热者，不宜轻用。胃弱者不可服。

草龙胆

气味：气寒，味大苦。

升降浮沉：性寒味苦辛，气味俱厚，沉而降，为阴。

功效：治两目赤肿睛胀，瘀肉高起，痛不可忍。其用有四：除下部风湿一也，除湿热二也，脐下以至足肿痛三也，寒湿脚气四也。

使用注意：酒浸上行。去芦用。

生地黄

气味：气寒，味苦。

升降浮沉：性寒味苦，气薄味厚，沉而降，为阴。

功效：补肾水真阴不足。此药大寒，宜斟酌用之，恐损人胃气。其用有三：凉血一也，除皮肤燥二也，祛诸湿热三也。

使用注意：酒浸上行。

知母

气味：气寒，味大辛。

归经：肾经本药。

升降浮沉：性寒味苦，气味俱厚，沉而降，为阴。

功效：治足阳明火热，大补益肾水，膀胱之寒。其用有三：泻肾经火一也，作利小便之佐使二也，治痢疾脐下痛三也。

使用注意：欲上头引经，皆酒炒。刮去毛。里白者佳。

汉防己

气味：气寒，味大苦。

升降浮沉：辛苦，为阴。

功效：疗胸中以下至足湿热肿盛，脚气，补膀胱，祛留热，通行十二经。泄湿气。

使用注意：去皮净用。

茵陈蒿

气味：气寒，味苦平。

升降浮沉：苦甘，阴中微阳。

功效：治烦热，主风湿风热，邪气热结，黄疸，通身发黄，小便不利。治伤寒发黄。

使用注意：去枝茎，用叶，手搓。

朴硝

气味：气寒，味苦辛。

升降浮沉：性寒味咸，气薄味厚，沉而降，为阴。

功效：除寒热邪气，六腑积聚，结固血癖，胃中饮食热结，去血闭停痰痞满，消毒。其用有三：治热淫于内一也，去肠内宿垢二也，破坚积热块三也。

使用注意：妇人有孕忌之。

瓜蒌根

气味：气寒，味苦。

升降浮沉：性寒味苦，为阴。

功效：主消渴身热，烦满大热，补虚安中，通月水，消肿毒、瘀血及热疖毒。能消烦渴。

牡蛎

气味：气寒，味咸平。

升降浮沉：咸。

功效：主伤寒寒热，温疟，女子赤白带，止汗，止心痛，气结大小肠，治心胁痞，软痞积。

使用注意：烧白捣用。

玄参

气味：气寒，味咸平。

功效：气寒味苦，治心中懊侬，烦而不能眠，心神颠倒欲绝，血滞，小便不利。

苦参

气味：气寒，味苦。

归经：足少阴肾经之君药。

升降浮沉：苦，阴，气沉逐湿。

功效：气寒味苦，足少阴肾经之君药也，治本经须用。

川楝子

气味：气寒，味苦平。

归经：手少阴心经。

功效：主伤寒大热烦躁，杀三虫疥疡，通利大小便之疾。入心，止下部腹痛。

香豉

气味：气寒，味苦。

功效：主伤寒头痛、烦躁、满闷，去心中懊恼。

使用注意：生用之。

地榆

气味：气微寒，味甘酸。

升降浮沉：性微寒，味微苦，气味俱薄，其体沉而降，为阴中阳。

功效：主妇人乳产，七伤带下，经血不止，血崩之病，除恶血，止痛疼，疗肠风泄血，小儿疳痢。治热血痢。专治下焦血。

使用注意：去芦用。

栀子

气味：气寒，味苦。

升降浮沉：气薄味厚，轻清上行，气浮而味降，为阴中阳。

功效：其用有四：祛心经客热一也，除烦躁二也，祛上焦虚热三也，治风热四也。止渴。

（三）中药升降浮沉、归经报使理论

1. 阐发中药药性升降浮沉理论

中药升降浮沉理论首见于《内经》，体现中药作用的定向概念，是中药药性的重要理论基础。

张元素《医学启源》继承《内经》中药药性升降浮沉理论，并着重阐发，光大其旨。

（1）首创"气味厚薄寒热阴阳升降图说"

《医学启源》引证《素问·阴阳应象大论》关于中药气味厚薄升降的要点，加以论述发扬，并举例说明之。

《医学启源·卷之下》"气味厚薄寒热阴阳升降之图"诠释："升降者，天地之气交也，茯苓淡，为天之阳，阳也，阳当上行，何谓利水而泄下？经云气之薄者，阳中之阴，所以茯苓利水而泄下，亦不离乎阳之体，故入手太阳也。麻黄苦，为地之阴，阴也，阴当下行，何谓发汗而升上？经曰味之薄者，阴中之阳，所以麻黄发汗而升上，亦不离乎阴之体，故入手太

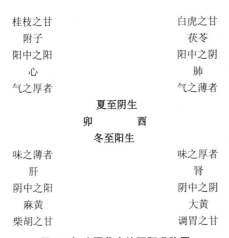

图 3 气味厚薄寒热阴阳升降图

阴也。附子，气之厚者，乃阳中之阳，故经云发热；大黄，味之厚者，乃阴中之阴，故经云泄下；竹淡，为阳中之阴，所以利小便也；茶苦，为阴中之阳，所以清头目也。清阳发腠理，清之清者也；清阳实四肢，清之浊者也；浊阴归六腑，浊之浊者也；浊阴走五脏，浊之清者也。"

文中以茯苓、麻黄气味之薄和附子、大黄气味之厚以及竹、茶阳升阴降之性，详尽论述中药气味厚薄、阴阳升降之理，对于临床具有重要指导意义。

上图展示自然界、人体五脏阴阳升降规律、药物气味厚薄寒热阴阳升降之理。

自然界季节、昼夜阴阳升降规律：以年节律而言，冬至一阳生，阳长阴消；夏至一阴生，阴长阳消。以日节律而言，日出卯时，阳长阴消；日落酉时，阴长阳消。

人体五脏阴阳升降规律：心肺在上为阳，心为阳中之阳，肺为阳中之阴；升已而降，故心火下降以温肾阳，肺气肃降而通调水道。肝肾在下为阴，肝为阴中之阳，肾为阴中之阴；降已而升，肝主升发以主疏泄，肾水上济以濡心阴。脾胃居中，脾升胃降，为升降之枢纽。

药物气味厚薄寒热阴阳升降规律：气为阳，气之厚者为阳中之阳，药如附子，方如桂枝汤；气之薄者为阳中之阴，药如茯苓，方如白虎汤。味为阴，味之厚者为阴中之阴，药如大黄，方如调胃承气汤；味之薄者为阴中之阳，药如麻黄，方如柴胡汤类。

（2）归纳药性气味升降浮沉补泻

《医学启源·卷之下》系统归纳药性气味升降浮沉补泻理论，言简意赅，触类旁通。

①治法纲要：张元素效法天地五运六气、四时阴阳之理，阐明治法纲要与药性气味升降浮沉补泻的相关性。如《医学启源·治法纲要》云："凡

治病，必求其所在，病在上者治上，在下者治下，故中外脏腑经络皆然。"并举例病热除热、病寒退寒、泻实补虚、除邪养正、承气热服等，以五行相制相兼、生化制承之体，发扬医理，启发后学。

②药性要旨：药性气味之中，分为升降：升者，"苦药平升，微寒平亦升；降者，"甘辛药平降，甘寒泻火，苦寒泻湿热，甘苦寒泻血热"。以此作为区别药性之法。

③脏腑用药：《医学启源·脏腑用药升降浮沉补泻法》，依据脏腑气机升降之性顺逆而为补泻，顺脏腑气机升降之性则为补，逆之为泻，其内涵较虚则补之、实则泻之完全不同。

肝、胆：味辛补，酸泻；气温补，凉泻。

心、小肠：味咸补，甘泻；气热补，寒泻。

脾、胃：味甘补，苦泻；气温热补，寒凉泻。

肺、大肠：味酸补，辛泻；气凉补，温泻。

肾、膀胱：味苦补，咸泻；气寒补，热泻。

④用药用方：药物处方君、臣、佐、使配伍不同，则功效、主治差异很大。例如，桂枝汤方与小建中汤方，用药相同，而君药不同，主治迥异。桂枝汤方，桂枝为君，芍药、甘草佐之，桂枝味辛热，发散、助阳、体轻，本乎天者亲上；小建中汤方，芍药为君，桂枝、甘草佐之，治疗阳脉涩、阴脉弦之腹中急痛。一则治其表虚，一则治其里虚。

⑤药性生熟：中药经过炮制，药性升降则可能有所不同。一般而论，"熟升生降"，用法有别。例如，"黄连、黄芩、知母、黄柏，治病在头面及手梢皮肤者，须酒炒之，借酒力上升也。咽之下，脐之上者，须酒洗之；在下者，生用。"

⑥药用根梢：中药用药部位不同，药性升降则可有异。同一中药，"根升梢降"，药用不同。例如，"凡根之在上者，中半已上，气脉上行，以生

苗者为根。中半已下，气脉下行，入土者为梢。当知病在中焦用身，上焦用根，下焦用梢。"药用根梢，自有阴阳升降之理。

如此等等，张元素列举中药药性气味厚薄阴阳升降之理法，以及具体制方用药，并以为则，名之"药类法象"，归纳众药，诚为可师可法。

2. 创新中药归经报使理论

张元素临证用药，尤其重视药物归经，首创中药归经报使理论。

（1）首创中药归经理论

张元素倡导药物归经，然其著作中并无"归经"二字。归经理论的表述，一是在各药条目下注明其所属经脉，二是同类药物的区别应用与所属经脉有关。

①各药所属经脉：《洁古珍珠囊》记载常用药物114种，各药分为别有性味、阴阳属性、功能、所属经脉，或有炮制方法、用药禁忌等。

例如：

防风　甘，纯阳，太阳经本药。身祛上风，梢祛下风。与干姜、藜芦、白蔹、芫花相反。

柴胡　苦，阴中之阳。去往来寒热，胆痹非柴胡梢子不能除。与皂荚、藜芦相反。少阳、厥阴行经药也。

肉桂　甘辛，纯阳，太阳经本药。祛卫中风邪，秋冬下部腹痛非桂不能除。《汤液》发汗用桂枝，补肾用肉桂。忌生葱。

②同类药物的区别应用：由于药物归经不同，故虽为同类药物但却功效各异。《医学启源·去脏腑之火》明确指出："黄连泻心火，黄芩泻肺火，白芍药泻肝火，知母泻肾火，木通泻小肠火，黄芩泻大肠火，石膏泻胃火。柴胡泻三焦火，须用黄芩佐之；柴胡泻肝火，须用黄连佐之。胆经亦然。黄柏泻膀胱火，又曰龙火，膀胱乃水之府，故曰龙火也。已上诸药，各泻各经之火，不惟止能如此，更有治病，合为君臣，处详其宜而用之，不可

执而言也。"

（2）首创中药引经报使理论

张氏将引经药称为"的药"，即现在所谓具有"靶向""导向"作用的药物，突出见于《医学启源·各经引用》，如："太阳经，羌活；在下者黄柏，小肠、膀胱也。少阳经，柴胡；在下者青皮，胆、三焦也。阳明经，升麻、白芷；在下者，石膏，胃、大肠也。太阴经，白芍药，脾、肺也。少阴经，知母，心、肾也。厥阴经，青皮；在下者，柴胡，肝、包络也。已上十二经之的药也。"

《医学启源》《洁古珍珠囊》其他篇章亦多有记述。如《医学启源·随证治病用药》云："头痛须用川芎，如不愈，各加引经药。太阳蔓荆，阳明白芷，少阳柴胡，太阴苍术，少阴细辛，厥阴吴茱萸。……看何经，分以引经药导之。"《洁古珍珠囊》云："通经以为使，手之三阳，手走头而头走足；足之三阴，足走脏而腹走手。足太阳膀胱经：羌活、藁本。足阳明胃经：升麻、葛根、白芷。足太阴脾经：芍药白者补，赤破经。足少阴肾经：独活、桂。足厥阴肝经：柴胡。手太阳小肠经：羌活、藁本。手少阳三焦经：柴胡。手阳明大肠经：白芷。手太阴肺经：白芷、升麻，加葱白亦能走经。手少阴心经：独活。手厥阴心包经：柴胡。"张氏中药引经报使理论对后世影响极大，至今仍在临床实践中广泛应用。

3. 特色立法制方遣药

张元素对立法制方遣药研究很有特色，其理论主要来源于《内经》，又结合自己的医疗实践，因此对后世临证立法处方用药具有指导和启迪作用。

（1）三感之病与三才治法

张氏《医学启源·三感之病》根据《灵枢·百病始生》经义，提出"天之邪气感，则害人五脏，肝、心、脾、肺、肾，实而不满，可下之而已。水谷之寒热感，则害人六腑，胆、胃、三焦、膀胱、大肠、小肠，满而不实，可吐之而已。地之湿气感，则害人肌肤，从外而入，可汗而已。"从病邪侵害人体的部位，分析病邪在五脏，当用下法，病邪在六腑，当用吐法，病邪在肌肤，当用汗法。

《医学启源·三才治法》又引证华氏《石函经》之论，进一步说明应用汗、吐、下祛邪三法时云："可下而不下，使人心腹胀满，烦乱鼓胀；可汗而不汗，则使人毛孔闭塞，闷绝而终；可吐而不吐，则使人结胸上喘，水食不入而死。"据此，张氏发明汗、吐、下祛邪三法，先于张从正。其后，才有张从正"汗吐下赅尽治病诠"之论。至于张从正汗吐下攻邪理论是否受到张元素的启示，则有待查考。

（2）气味厚薄与制方法度

张氏在《素问·阴阳应象大论》气味厚薄与升降浮沉理论的基础上，提出独具特色的制方法度。《医学启源·制方法》曰："夫药有寒、热、温、凉之性，有酸、苦、辛、咸、甘、淡之味，各有所能，不可不通也。夫药之气味不必同，同气之物，其味皆咸，其气皆寒之类是也。凡同气之物，必有诸味，同味之物，必有诸气，互相气味，各有厚薄，性用不等，制方者，必须明其用矣。"张氏根据药物气味厚薄、升降浮沉补泻之法，并结合生长化收藏之理，把药物分为五类，详细记录于《医学启源·药类法象》之中，如：

风升生：味之薄者，阴中之阳，味薄则通，酸、苦、咸、平是也。诸如防风、羌活、升麻、柴胡、葛根、威灵仙、细辛、独活、白芷、鼠粘子、桔梗、藁本、川芎、蔓荆子、秦艽、天麻、麻黄、荆芥、薄荷、前胡皆属此类。

热浮长：气之厚者，阳中之阳，气厚则发热，辛甘温热是也。诸如黑附子、干姜、干生姜、川乌头、良姜、肉桂、桂皮、草豆蔻、丁香、厚朴、益智仁、木香、白豆蔻、川椒、吴茱萸、茴香、延胡索、缩砂仁、红蓝花、神曲皆属此类。

湿化成：戊土其本气平，其兼气温凉寒热，在人以胃应之；己土其本味淡，其兼味辛甘咸苦，在人以脾应之。诸如黄芪、人参、甘草、当归、熟地黄、半夏、白术、苍术、橘皮、青皮、藿香、槟榔、广茂、京三棱、阿胶、诃子、桃仁、杏仁、大麦蘗、紫草、苏木皆属此类。

燥降收：气之薄者，阴中之阴，气薄则发泄，辛、甘、淡、平、寒、凉是也。诸如茯苓、泽泻、猪苓、滑石、瞿麦、车前子、木通、灯草、五味子、白芍药、桑白皮、天冬、麦冬、犀角、乌梅、牡丹皮、地骨皮、枳壳、琥珀、连翘、枳实皆属此类。

寒沉藏：味之厚者，阴中之阴，味厚则泄，酸、苦、咸、寒是也。诸如大黄、黄柏、黄芩、黄连、石膏、草龙胆、生地黄、知母、汉防己、茵陈蒿、朴硝、瓜蒌根、牡蛎、玄参、苦参、川楝子、香豉、地榆、栀子皆属此类。

张元素

临证经验

据《医学启源·张序》云：张元素"名满天下。洁古治病，不用古方，但云：古方新病，甚不相宜，反以害人。每自从病处方，刻期见效，药下如攫，当时目之曰神医。"由此可知，张元素的临床疗效卓著，经验丰富。故李东垣以千金求师，竟得大成。

一、临证主治心法

（一）内科病

1. 外感病

（1）伤风

凡解利伤风，以防风为君，甘草、白术为佐。经曰：辛甘发散为阳。风宜辛散，防风味辛，乃治风通用，故防风为君，甘草、白术为佐。

凡诸风，以防风为君，随证加药为佐。

恶风者，用防风二钱，麻黄一钱，甘草一钱。如头痛，加川芎一钱；项下脊旁至腰痛者，羌活一钱；体沉重，制苍术一钱；肢节痛，羌活一钱；目痛鼻干及痛，升麻一钱；或干呕，或寒热，或胁下痛者，俱加柴胡一钱。

（2）伤寒

凡解利伤寒，以甘草为君，防风、白术为佐，是其寒宜甘发散也。或有别证，于前随证治病药内选用，其分两以君臣论。

恶寒者，麻黄二钱，防风一钱，炙甘草一钱；头沉闷者，羌活一钱。

伤寒表热，服石膏、知母、甘草、滑石、葱、豉之类寒药，汗出即解。

如热病半在表半在里，服小柴胡汤能令汗出而愈。

热甚，服大柴胡汤下之；更甚者，小承气汤下之；里热大甚者，调胃承气汤下之，或大承气汤下之。

发黄者，茵陈汤下之；结胸中，陷胸汤下之。

2. 内伤病

（1）头痛用药

头痛须用川芎，如不愈，各加引经药，太阳蔓荆，阳明白芷，少阳柴胡，太阴苍术，少阴细辛，厥阴吴茱萸。颠顶痛，用藁本，去川芎。

（2）诸痛随证治病用药

肢节痛，用羌活，风湿亦用之。

小腹痛，用青皮、桂、茴香。

腹痛用芍药，恶寒而痛加桂，恶热而痛加黄柏。

腹中窄狭，用苍术、麦芽。

下部腹痛川楝子。

胁下痛，往来寒热，用柴胡。

胃脘痛，用草豆蔻。

气刺痛，用枳壳，看何经，分以引经药导之。

眼痛不可忍者，用黄连、当归根，以酒浸煎。

茎中痛，用甘草梢。

（3）咳嗽

凡嗽，以五味子为君，有痰者半夏为佐，喘者阿胶为佐，有热无热，俱用黄芩为佐，但分量多寡不同耳。

嗽用五味、杏仁、贝母。

咳嗽有声无痰者，生姜、杏仁、升麻、五味子、防风、桔梗、甘草。

无声有痰者，半夏、白术、五味子、防风、枳壳、甘草，冬月须加麻黄、陈皮少许。

有声有痰者，白术与半夏、五味子、防风。

久不愈者，枳壳、阿胶。

喘用阿胶。

（4）骨蒸潮热

骨蒸者，肺，气，石膏辛；血，黄芩苦。肾，气，知母；血，黄柏。

地骨皮，泻肾火，总治热在外（地为阴，骨为里，皮为表）。牡丹皮，治包火，无汗而骨蒸。知母，泻肾火，有汗而骨蒸。四物内加上地骨皮、牡丹皮，治妇人骨蒸。

潮热者，黄连、黄芩、生甘草。辰戌时发，加羌活；午间发，黄连；未间发，石膏；申时发，柴胡；酉时，升麻；夜间，当归根。

若有寒者，加黄芪、人参、白术。

（5）发热

肌热祛痰，用黄芩，肌热亦用黄芪。

虚热，用黄芪，亦止虚汗。

（6）三焦湿热

祛上焦湿及热，须用黄芩，泻肺火故也。

祛中焦湿与痛，用黄连，泻心火故也。

脾胃受湿，沉困无力，怠惰嗜卧，祛痰，用白术、枳实、半夏、防风、苦参、泽泻、苍术。

祛下焦湿肿及痛，并膀胱火，必用汉防己、草龙胆、黄柏、知母。

凡下焦有湿，草龙胆、汉防己为君，黄柏、甘草为佐。

（7）腹胀

腹胀用姜制厚朴、紫草。腹中实热，用大黄、芒硝。

心下痞，用枳实、黄连。

破滞气，用枳壳（高者用之，能损胸中至高之气，三二服而已）、陈皮、韭白、木香、白豆蔻、茯苓。去滞气用青皮，多则泻元气。

调气用木香、香附子、丁香、檀香、沉香。

补气用人参、粳米。

（8）血证

破滞血用桃仁、苏木、红花、茜根、延胡索、郁李仁。

补血不足，用甘草、当归、阿胶。

和血用当归，凡血受病皆用。

血刺痛用当归，详上下用根梢。

上部血，防风使，牡丹皮、剪草、天麦二冬。中部血，黄连使。下部血，地榆使。

新血红色，生地黄；陈血瘀色，熟地黄。

（9）泄泻

凡水泻，茯苓、白术为君，芍药、甘草佐之。

完谷不化，而色不变，吐利腥秽，澄澈清冷，小便清白不涩，身凉不渴，脉细而微者，寒证也。谷虽不化，而色变非白，烦渴，小便赤黄而或涩者，热证也。凡谷消化，无问他证及色变，便为热也。寒泄而谷消化者，未之有也。

水泻，用白术、茯苓、芍药。水泻，米谷不化，防风；伤食微加大黄；腹胀，厚朴；渴者，白茯苓；腹痛，白芍药、甘草为主。冬月，白芍药一半，白术一半，夏月制黄芩。

（10）痢疾

凡痢疾腹痛，以白芍药、甘草为君，当归、白术为佐，见血先后，分三焦热论。

凡泻痢小便白，不涩为寒，赤涩为热也。

又法曰：泻痢，白术、甘草；先见脓血，后见大便者，黄柏为君，地榆佐之；脓血相杂而下者，制大黄；先大便而后脓血者，黄芩二制。皆以当归根梢，详其上下而用之。腹不痛，白芍药半之。身体困倦，目不欲开，口不欲言，黄芪、人参；沉重者，制苍术。不思饮食者，木香、藿香叶。里急，大黄、芒硝、甘草下之。后重者，木香、藿香、槟榔和之。

（11）中风

手足不遂者，中腑也，病在表也，当先发汗，羌活、防风、升麻、柴胡、甘草各二钱，作一服，取发汗，然后行经养血，当归、秦艽、甘草、独活各一两，行经者，随经用之。

耳聋目瞀及口偏，邪中脏也，病在里也。当先疏大便，然后行经。白芷、柴胡、防风、独活各一两，又川芎半两，薄荷半两。上为末，炼蜜丸弹子大，每服一丸，细嚼，温酒下，清茶亦可。

（12）其他内科杂症

凡小便不利，黄柏、知母为君，茯苓、泽泻为使。

小便黄用黄柏，涩者加泽泻，余沥者杜仲。

凡疟疾，以柴胡为君，随所发之时，所属之经，分用引经药佐之。

祛痰用半夏，热痰加黄芩，风痰加南星。

胸中寒邪痞塞，用陈皮、白术，然，多则泻脾胃。

渴者用干葛、茯苓、天花粉、乌梅，禁半夏。

心烦，用栀子仁、牛黄、朱砂、犀角、茯苓。

饮水多致伤脾，用白术、茯苓、猪苓。

宿水不消，用黄连、枳壳。

肾燥，香豉。

惊悸恍惚，用茯神、金虎睛珠。

凡春加防风、升麻；夏加黄芩、知母、白芍药；秋加泽泻、茯苓；冬加桂、桂枝。

凡用纯寒纯热药，必用甘草，以缓其力也；寒热相杂，亦用甘草，调和其性也。中满者禁用，经曰：中满勿食甘。

（二）妇人病

1. 妊娠病

产妇临月未诞者，凡有病，先以黄芩、白术安胎，然后用治病药。发热及肌热者，黄连、黄芩、黄芪、人参。腹痛者，白芍药、甘草。感冒者，依前解利。

2. 产后病

产后诸病，忌用白芍药、黄芩、柴胡。内恶物上冲，胸胁痛者，大黄、桃仁。血刺痛者，当归。内伤发热，黄连。渴者，白茯苓。一切诸病，各依前法，惟渴去半夏，喘嗽去人参，腹胀忌甘草。

3. 带下病

妇人带下，举世皆曰寒，误之甚矣。所谓带下者，任脉之病也。经曰：任脉者，起于中极之下，以上毛际，循腹里，上关元，至于咽喉，上颐循面入目。注言：任脉自胞上，过带脉，贯络而上，然其病所发，正在带脉之分，而淋沥以下，故曰带下也。其赤白说者，与痢义同，而无独寒者。

（三）小儿病

小儿但见上窜及摇头咬牙，即是心热，黄连、甘草。目连闪，肝热，柴胡、防风、甘草。若左腮红，是肝风，与钱氏泻青丸；右腮红，肺热，与泻白散。额上红者，是心热，与黄连一味。鼻上红，是脾热，与钱氏泻黄散。颏上红者，肾热，知母、黄柏皆二制，甘草炙。

凡治小儿病，药味与大人同，只剂量有异。

如见腮、目胞赤，呵欠，嚏喷，惊悸，耳尖、手足梢冷，即是疮疹。三日后其证不减，亦不见疮苗，即以柴胡、升麻、甘草，加生姜煎，慎不可投以寒凉利脏腑之剂，使疮不能出，其祸不可测。

凡养小儿，酒肉油腻、生硬冷物及生水等，不可食，自无疳癖二证。惊风搐者，与破伤风同。

（四）疮疡病

治疮疡，苦寒为君，黄芩、黄柏、黄连、知母、生地黄（酒洗）；甘温为佐，黄芪、人参、甘草；大辛解结为臣（结者散之），连翘、当归、藁本；通经以为使，手之三阳，手走头而头走足，足之三阴，足走脏而腹走手。

凡诸疮，以黄连为君，甘草、黄芩为佐。

辛温活血祛瘀，当归梢、苏木、红花、牡丹皮（专治胃流血、凝血）。

脉浮者为在表，宜行经，黄连、黄芩、连翘、当归、人参、木香、槟榔、黄柏、泽泻。

在腰以上至头者，枳壳仍作引药，引至疮所。

伤皮，王瓜根、三棱、莪术、黄药子。

疮痛甚者，加用黄芩、黄连、黄柏、知母。痛者，以当归、黄芪止之。

脉沉者在里，当疏利脏腑，利后，用前药中加大黄，取利为度，随虚实定分两。

必先岁气，无伐天和。春防风、升麻，夏黄芩、知母、白芍药，秋泽泻、茯苓，冬桂、桂枝。

补胃实胃进饮食，橘皮、人参、甘草。

内实内热者，黄连、黄柏、知母。

表虚表寒者，黄芪、人参、桂枝。

气虚气弱者，陈皮、黄芪、人参。

气实气结者，青皮、厚朴、木香、沉香。

血虚者，生地黄、当归身。

血实，恶血积聚者，当归梢、苏木、红花。

散阴疮之结聚、排脓者，肉桂，入心，引血化汗化脓。

出疮毒，消疮肿，鼠粘子，用半生半熟，解表里，一名大力子、牛蒡子、恶实子。

疮出膈以上，须用防风上节、羌活、桔梗，此一味为舟楫，使诸药不能下沉。

疮出身中以下，须用酒水半盏。

疮坚而不溃者，昆布、王瓜根、广茂、京三棱。

十二经中但有疮，皆血结气聚，必用连翘。

疮发而渴者，加葛根。

疮出而呕吐者，半夏、姜屑。

疮出而渴闷者，黄连。

疮出而饮水者，泽泻、茯苓。

疮出而大便不通者，煨大黄。

大便结燥而难得者，桃仁、麻子仁、郁李仁。

上焦有疮者，须用黄芩酒洗。

中焦有疮，须用黄连酒洗。

下焦有疮，须用黄柏、知母、防己，俱酒洗。

先有燥热而病疮者，盖胃火受邪，当补肾水之不足，黄柏、知母。

因酒过多疮出者，当除膀胱留热，用泽泻、防尾。

泻肾火，补下焦元气，生甘草梢子。

补三焦元气，调和诸药，共力成功者，炙甘草。

马刀侠瘿须用昆布、王瓜根、草龙胆。

马刀未破而坚者须用广茂、京三棱。

凡痔漏，以苍术、防风为君，甘草、芍药为佐，详别证加减。

（五）目疾

目疾暴发赤肿，羌活、防风、柴胡、香白芷、升麻、二制黄芩、黄连、甘草。

凡眼暴发赤肿，以防风、黄芩为君，以泻火，和血为佐，黄连、当归是也，兼以各经药引之。

白睛红，白豆蔻少许，则当归为主。

去翳，谷精花、蝉蜕、瞿麦、秦皮。

养目血，菊花。

明目，蕤仁、蜀椒、龙脑。

凡目昏暗，以熟地黄、当归根为君，以羌活、防风、甘菊花、甘草之类为佐。

二、创立新方传世

（一）调补脾胃之名方——枳术丸

枳术丸，出自李东垣《内外伤辨惑论·辨内伤饮食用药所宜所禁》，称为"易水张先生枳术丸"。《脾胃论》亦有记载，但未明确说明出自张元素。李东垣从师于张元素，是中国医学史上"金元四大家"之一，属易水学派，是中医"补土派"的创始人。李东垣的脾胃学说，与其师张元素的学术思想密切相关。

主治：脾胃虚弱，饮食停滞，脘腹胀满，不思饮食。

药物组成：白术二两，枳实（麸炒黄色，去穰）一两，荷叶裹烧饭为丸。

制备方法及用法：两药同为极细末，荷叶裹烧饭为丸，如梧桐子大。每服五十丸，多用白汤下，无时。白术者，本意不取其食速化，但令人胃气强实，不复伤也。

方解：易水张先生，尝戒不可用峻利食药，食药下咽，未至药丸施化，其标皮之力始开，便言空快也，所伤之物已去。若更待一两时辰许，药尽化开，其峻利药必有情性，病去之后，脾胃安得不损乎？脾胃既损，是真气元气败坏，促人之寿。当时说下一药，枳实一两，麸炒黄色为度，白术二两，只此二味，荷叶裹烧饭为丸。以白术苦甘温，其甘温补脾胃之元气，其苦味除胃中之湿热，利腰脐间血，故先补脾胃之弱，过于枳实克化之药一倍。枳实味苦寒，泄心下痞闷，消化胃中所伤。此一药下胃，其所伤不能即去，须待一两时辰许，食即消化，是先补其虚，而后化其所伤，则不峻利矣。当是之时，未悟用荷叶烧饭为丸之理，老年味之始得，可谓神奇矣……荷叶之体，生于水土，出于秽污之中，而不为秽污所染，挺然独立，其色青，形乃空，清而象风木者也。食药感此气之化，胃气何由不上升乎？其主意用此一味为引，可谓远识深虑，合于道者也。更以烧饭和药，与白术协力，滋养谷气而补令胃厚，再不至内伤，其利广矣大矣！（《内外伤辨惑论·辨内伤饮食用药所宜所禁》）

处方特点：枳术丸为治痞、消食、强胃之要方。主要应用于内科消化系统疾病。处方特点为消补兼施，升降相济。白术健脾益气，枳实消痞除满。寓消于补，不为峻利；补不碍滞，消不伤正。荷叶升清以养胃，枳实下气以消痞，脾得升清，胃得消食，对于脾胃失于健运、饮食消化异常等证，确有疗效。该方为张元素从《金匮要略》枳术汤改变剂型而来。枳术汤为水饮蓄胃所设，重用枳实，以消为主；枳术丸为强胃消食所设，倍用白术，以补为主。

方剂变化：该方加减化裁，变方颇多。

（1）橘皮枳术丸

出处:《内外伤辨惑论·辨内伤饮食用药所宜所禁》《脾胃论·论饮酒过伤》。

处方：橘皮、枳实（麸炒，去穰）各一两，白术二两。上为细末，荷叶裹烧饭为丸，如梧桐子大。每服五十丸，熟水送下，食远。

主治：老幼元气虚弱，饮食不消，或脏腑不调，心下痞闷。

（2）曲蘖枳术丸

出处:《内外伤辨惑论·辨内伤饮食用药所宜所禁》。

处方：枳实（麸炒，去穰）、大麦蘖（面炒）、神曲（炒）各一两，白术二两。上为细末，荷叶裹烧饭为丸，如梧桐子大。每服五十丸，温水送下，食远。

主治：为人所勉劝强食之，致心腹满闷不快。

（3）木香枳术丸

出处:《内外伤辨惑论·辨内伤饮食用药所宜所禁》。

处方：木香、枳实（麸炒，去穰）各一两，白术二两。上为细末，荷叶裹烧饭为丸，如梧桐子大。每服五十丸，温水送下，食远。

主治：破滞气，消饮食，开胃进食。

（4）半夏枳术丸

出处:《内外伤辨惑论·辨内伤饮食用药所宜所禁》《脾胃论·论饮酒过伤》。

处方：半夏（汤洗七次，焙干）、枳实（麸炒）各一两，白术二两。上为极细末，荷叶裹烧饭为丸，如绿豆大。每服五十丸，温水送下，添服不妨。热汤浸蒸饼为丸亦可。

主治：因冷食内伤。

（5）三黄枳术丸

出处：《内外伤辨惑论·辨内伤饮食用药所宜所禁》。

处方：黄芩二两、黄连（酒洗）、大黄（湿纸裹煨）、神曲（炒）、橘皮各一两，枳实、白术（麸炒）各五钱。上为细末，汤浸蒸饼为丸，如绿豆大。每服五十丸，白汤送下，量所伤服之。

主治：伤于肉食湿面辛辣厚味之物，填塞闷乱不快。

（6）白术丸

出处：《内外伤辨惑论·辨内伤饮食用药所宜所禁》。

处方：枳实（炒黄）一两一钱，白术、半夏（汤浸）、神曲（炒黄）各一两，橘皮（去穰）七钱，黄芩五钱，白矾（枯）三分。上为极细末，汤浸蒸饼为丸，如绿豆大。每服五十丸，白汤送下，量所伤加减服之。素食多用干姜，故加黄芩以泻之。

主治：伤于豆粉湿面油腻之物。

（7）木香干姜枳术丸

出处：《脾胃论·论饮酒过伤》。

处方：木香三钱，干姜（炮）五钱，枳实（炒）一两，白术一两五钱。上为极细末，荷叶裹烧饭为丸，如梧桐子大。每服三五十丸，温水送下，食前。

主治：破除寒滞气，消寒饮食。

（8）木香人参生姜枳术丸

出处：《脾胃论·论饮酒过伤》。

处方：干生姜二钱五分，木香三钱，人参三钱五分，陈皮四钱，枳实（炒黄）一两，白术一两五钱。上为细末，荷叶裹烧饭为丸，如梧桐子大。每服三五十丸，温水送下，食前。忌饱食。

主治：开胃进食。

此方加减化裁，变方颇多。如曲麦枳术丸（《医学正传·内伤》）：枳术丸加神曲、麦芽，具健脾消食之功效，治疗饮食太过，致心腹满闷不快。橘半枳术丸（《医学入室·拾遗》）：枳术丸加半夏、橘皮，具顺气宽中、消食化痰之功效，治疗饮食伤脾，停积痰饮，心胸痞闷。香砂枳术丸（《摄生秘剖》）：枳术丸加砂仁、木香，具健脾开胃、行气消胀之功效，以破滞气，消宿食，开胃进食。消饮丸（《深师方》）：枳实、白术、茯苓、炮姜，治疗停饮胸满呕逆，不思饮食等。

（二）分经论治之代表——九味羌活汤

九味羌活汤，出自王好古《此事难知·太阳证》。王好古为张元素弟子，是书明确说明：该方为易老即张元素由《伤寒论》大青龙汤等改方而成，口传心授于弟子。依据原书，整理归纳如下：

主治：太阳证，头痛发热，自汗恶风，脉当缓而反紧，伤风得伤寒脉也。或太阳证，头痛发热，无汗恶寒，脉当急而反缓，伤寒得伤风脉也。九味羌活汤，不独解利伤寒，治杂病有神。

处方：羌活、防风、苍术、细辛、川芎、香白芷、生地黄、黄芩、甘草。以上九味，虽为一方，然亦不可执，执中无权，犹执一也，当视其经络前后左右之不同，从其多少大小轻重之不一，增损用之，其效如神。

制备方法及用法：㕮咀，水煎服，若急汗热服，以羹粥投之；若缓汗温服，而不用汤投之也。中风行经者，加附子。中风秘涩者，加大黄。中风并三气合而成痹等证，各随十二经上下内外，寒热温凉，四时六气，加减补泻用之。炼蜜作丸尤妙。

方解：羌活，治太阳肢节痛，君主之药也，然非无以为主也，乃拨乱反正之主，故大无不通，小无不入，关节痛非此不治也；防风，治一身尽痛，乃军卒中卑下之职，一听军令，而行所使引之而至；苍术，别有雄壮上行之气，能除湿，下安太阴，使邪气不纳传之于足太阴脾；细辛，治足少阴肾苦头痛；川芎，治厥阴头痛在脑；香白芷，治阳明头痛在额；生地黄，治少阴心热在内；黄芩，治太阴肺热在胸；甘草，能缓里急，调和诸药。（《此事难知·太阳证》）

处方特点：九味羌活汤是治疗外感风寒湿邪而兼有里热证的方剂，广泛应用于治疗内科、皮肤科、神经科等疾病。此方特点是：一是体现张元素"药物归经""分经论治"，主治太阳证。君药羌活入太阳经而治肢节疼痛，臣药防风入太阳经而治一身尽痛，并以苍术除湿而下安太阴，以细辛治少阴头痛，以白芷治阳明头痛，以川芎治厥阴头痛，以生地黄治少阴心热在内，以黄芩治太阴肺热在胸，强调"视其经络前后左右之不同，从其多少大小轻重之不一，增损用之"。二是"升散"和"清热"结合。正如《顾松园医镜》所说："以升散诸药而臣以寒凉，则升者不峻；以寒凉之药而君以升散，则寒者不滞。"

（三）湿热疼痛之圣方——当归拈痛汤

当归拈痛汤，出自张元素《医学启源·五行制方生克法附汤例》，为指导后学立法处方的示例。依据原方，说明如下：

主治：湿热为病，肢节烦痛，肩背沉重，胸膈不利，遍身疼，下注于胫，肿痛不可忍。

处方：羌活半两，防风三钱，二味为君，升麻一钱，葛根二钱，白术一钱，苍术三钱，当归身三钱，人参二钱，甘草五钱，苦参（酒浸）二钱，黄芩一钱（炒），知母三钱（酒洗），茵陈五钱（酒炒），猪苓三钱，泽泻三钱。

方解：经云：湿淫于内，治以苦温。羌活苦辛，透关利节而胜湿；防风甘辛，温散经络中留湿，故以为君。水性润下，升麻、葛根苦辛平，味之薄者，阴中之阳，引而上行，以苦发之也。白术苦甘温，和中除湿；苍术体轻浮，气力雄壮，能祛皮肤腠理之湿，故以为臣。血壅而不流则痛，当归身辛，温以散之，使气血各有所归。人参、甘草甘温，补脾养正气，使苦药不能伤胃。仲景云：湿热相合，肢节烦痛。苦参、黄芩、知母、茵陈者，乃苦以泄之也。凡酒制药，以为因用。治湿不利小便，非其治也。猪苓甘温平，泽泻咸平，淡以渗之，又能导其留饮，故以为佐。气味相合，上下分消，其湿气得以宣通矣。（《医学启源·五行制方生克法附汤例》）

制备方法与用法：上锉如麻豆大，每服一两，水二盏半，先以水拌湿，候少时，煎至一盏，去滓温服，待少时，美膳压之。

处方特点：当归拈痛汤为清热利湿之剂，广泛应用于内科、外科、皮肤科等疑难病证。清代汪昂《医方集解》总结关于本方的主治范围，如治湿热相搏，肢节烦痛，肩背沉重，或偏身疼痛，或脚气肿痛，脚膝生疮，脓水不绝，及湿热发黄，脉沉实紧数动滑者。湿则肿，热则痛，足膝疮肿，湿热下注也；发黄，湿热熏蒸脾胃也；脚气，多主水湿，亦有夹风、夹寒之异。湿热胜而为病，或成水疮，或成赤肿丹毒，或如疝气攻上引下，均可用此汤损益为治。此方特点是祛风、清热、利湿、扶正四法并用，解表清里，上下分消，使湿气得以宣通。故清代张石顽称此方为治"湿热疼痛之圣方"。

三、临床用药规律

张元素《洁古珍珠囊》共载药114种，突出反映了临床用药特点。每药分别以气味阴阳、归经、功效以及禁忌等内容进行阐述，简明扼要，便于应用。原书无分类，各药依次分列。兹依据张元素学术思想特点，效仿《医学启源》等对药物进行分类整理归纳。

表4　六气病证主治药物

药物	气味阴阳	功效	禁忌
防风	甘，纯阳	身祛上风，梢祛下风	与干姜、藜芦、白蔹、芫花相反
威灵仙	甘，纯阳	祛风，祛大肠之风，通十二经络	
羌活	甘苦，纯阳	太阳经头痛，祛诸骨节疼痛，非此不能除，亦能温胆，太阳风药	
藁本	辛苦，阳中微阴	治颠顶痛、脑齿痛。	与青葙子相反
柴胡	苦，阴中之阳	祛往来寒热，胆痹非柴胡梢子不能除	与皂荚、藜芦相反
贯芎	辛，纯阳	治头痛、颈痛	
连翘	苦平，阴中微阳	诸客热非此不能除，又治手足少阳疮瘘痈肿	
秦艽	苦，阴中微阳	祛阳明经风湿痹，治口疮毒	
升麻	甘苦，阳中微阴	主脾胃，解肌肉间热，脾痹非升麻梢不能除	
白芷	辛，纯阳	治正阳阳明头痛	
麻黄	苦甘，阴中之阳	泄卫中实，祛营中寒，发太阳少阴之汗	
独活	甘苦，阴中之阳	头眩目晕非此不能除，足少阴行经药	
细辛	辛，纯阳	主少阴苦头痛	
芎䓖	辛，纯阳	散诸经之风	
蔓荆子	苦辛，阴中之阳	凉诸经血，止头痛，主目睛内痛	与石膏相反

表 5　寒热病证主治药物

药物	气味阴阳	功效	特殊说明
川乌头	辛，纯阳	祛寒湿风痹、血痹，行经	与半夏、瓜蒌相反。与附子同
干姜	辛，纯阳	经曰：寒淫所盛，以辛散之。见火后稍苦，故止而不走也	
大黄	苦，纯阴	热淫所盛，以苦泄之。酒浸入太阳经，酒洗入阳明经，其余经不用酒，其性走而不守	
石膏	辛甘，阴中之阳	止阳明头痛，止消渴、中暑、潮热	
茵陈蒿	苦甘，阴中微阳	治伤寒，散黄	
地骨皮	苦，纯阴	凉骨热，酒浸，解骨蒸，非此不能除。手少阳、足少阴，治有汗骨蒸也	
牡丹皮	辛苦，阴中微阳	凉骨蒸，又治肠胃积血、衄血、吐血。手厥阴、足少阴，治无汗骨蒸也	
槐花、槐实		苦，纯阳。凉大肠之热	

表 6　气血津液病证主治药物

气病用药

药物	气味阴阳	功效	特殊说明
人参	甘苦，阳中微阴	养血，补胃气，泻心火。喘嗽勿用之，短气用之	与藜芦相反
藿香	甘苦，纯阳微阴	补卫气，益胃气，进饮食。又治吐逆霍乱	

续表

药物	气味阴阳	功效	特殊说明
胡芦巴	苦，纯阴	治元气虚冷及肾虚冷	
枳壳	苦酸，阴中微阳	破气，泄肺中不利之气	
橘皮	苦辛，阴中之阳	利肺气，有甘则补，无则泻脾。治哕	
厚朴	苦，阴中之阳	去腹胀，厚肠胃	
香附子	甘苦，阳中之阴	快气	
槟榔	辛，纯阳	破气滞，泄胸中至高之气	
青皮	苦辛咸，阴中之阳	主气滞，破积结，少阳经下药也。陈皮治高，青皮治低	
京三棱	苦甘，阴中之阳	破气，泻真气，主老癖癥瘕气结块，血脉不调	气虚者不用

血病用药

药物	气味阴阳	功效	特殊说明
当归	阳中微阴	头破血，身行血，尾止血。治上酒浸，治外酒洗，糖色，大辛，可能溃坚	与蒲黄、海藻相反
生地黄	甘寒，阴中微阳	凉血，补不足血。治颈以上酒浸	恶贝母，与芜荑相反
熟地黄	甘苦，阴中微阳	大补血虚不足，通血脉，益气力	忌萝卜
甘草	生甘平，炙甘温，纯阳	补血养胃。梢去肾经之痛	与远志、大戟、芜花、甘遂、海藻相反

续表

药物	气味阴阳	功效	特殊说明
甘菊花	苦，纯阳	养目血	
郁李仁	苦辛，阴中之阳	破血润燥	
苏木	甘咸，阳中之阴	破死血及血胀欲死	
地榆	苦甘酸，阳中微阴	治下部有血	与麦冬相反
蜀漆	辛，纯阳	破血	
白附子	辛苦，纯阳	温中，通血痹，行药势，主中风失音，乃行而不止者也	
茜根	苦，阴中微阳	去诸死血	

津液病用药

药物	气味阴阳	功效	特殊说明
瞿麦	辛，阳中微阴	利小便为君	
灯心草	甘，纯阳	利小便	
琥珀	甘，纯阳	利小便，清肺，又消瘀血，安魂魄	
泽泻	咸，阴中微阳	渗泄，止渴，泄伏水	
茯苓	甘淡，纯阳	渗泄止渴，伐肾邪，小便多则能止之，涩则能利。白入辛壬癸，赤入丙	与白蔹、地榆相反
猪苓	甘苦，阳中之阴	渗泄止渴，又治淋肿	

续表

药物	气味阴阳	功效	特殊说明
苦参	苦，纯阴	气沉祛湿	与菟丝子相反
半夏	苦辛，阴中之阳	除痰涎、胸中寒痰，治太阳痰厥头痛	与乌羊血、鳖甲、皂荚、雄黄相反
天南星	苦	与半夏同	
甘遂	甘，纯阳	水结胸中，非此不能除	与甘草相反
巴豆	辛，纯阳	祛胃中湿，破癥瘕结聚。斩关夺门之将，不可轻用	

表7　脏腑病证主治药物

心病用药

药物	气味阴阳	功效	特殊说明
黄连	苦，纯阴	泻心火，治心下痞。酒炒、酒浸，上颈以上	与芫花、菊花、僵蚕、款冬花相反
豆豉	苦咸，纯阴	去心中懊侬、伤寒头痛、烦躁	
栀子	苦，纯阴	去心懊侬、烦躁	
竹叶	苦，阴中微阳	凉心经	
朱砂	苦，纯阴	凉心热，非此不能除	
郁金		辛苦，阴中微阳。凉心	
川楝子	甘，纯阳	入心，主上下部腹痛	
金铃子	酸苦，阴中之阳	心暴痛，非此不能除	

续表

药物	气味阴阳	功效	特殊说明
红蓝花	苦，阴中微阳	入心养血，又治血晕，恶血不尽绞痛	
瓜蒌根	苦，纯阴	心中枯渴，非此不能除	与干姜、牛膝相反
茯神	甘，纯阳	疗风眩。心虚，非此不能除	

肺病用药

药物	气味阴阳	功效	特殊说明
黄芩	苦，阴中微阳	酒炒，上颈，主上部积血。东垣曰：泄肺火而解肌热，肺苦气，急食苦以泄之	
麦冬	甘，阳中微阴	治肺中伏火，生脉保神，强阴益精	与苦参相反
通草	甘，纯阳	泻肺，利小便，通阴窍涩	
马兜铃	苦，阴中微阳	利小便，主肺热，安肺气，补肺	
五味子	酸，阴中微阳	治嗽，补真气	与葳蕤、乌头相反
阿胶	甘，纯阳	补肺，补虚，安胎，止痢	
天门冬	甘苦，阳中之阴	保肺气，治血热侵肺，上喘气促	
鼠粘子	辛，纯阳	润肺，散气，主风毒肿，利咽膈	
桔梗	辛苦，阳中之阴	疗咽喉痛，利肺气，治鼻塞，为舟楫之剂	与草龙胆相反
白豆蔻	辛，纯阳	散肺中滞气，主积冷气，止吐逆反胃，消谷进食	
白及	苦甘，阳中之阴	止肺涩。白蔹同	

脾胃病用药

药物	气味阴阳	功效	特殊说明
黄芪	甘，纯阳	益胃气，去肌热，止自汗，诸痛用之	与鳖甲相反
神曲	辛，纯阳	益胃气	
木香	辛，纯阳	和胃气，疗中下焦气结滞刺痛，须用槟榔为使	
檀香	甘苦，阳中微阴。	主心腹霍乱中恶，引胃气上升进食。	
丁香	辛，纯阳	去胃中之实，又治肾气奔豚痛	
苍术	甘辛，阳中微阴	诸肿湿非此不能除。能健胃安脾	
白术	苦甘温，阳中微阴	脾苦湿，急食苦以燥之。又利腰脐间血	海藏云：有苍术发汗、白术止汗之异
枳实	苦酸，纯阴	祛胃中湿热，消心下痞痛	
吴茱萸	辛，阳中微阴	温中下气，治腹痛，温胃	与丹参、硝石、五石英相反
草豆蔻	辛，纯阳	益脾胃，祛寒，又治客寒心胃痛	
艾叶	苦，阴中之阳	温胃	
大枣	甘，纯阳	温胃	
生姜	辛，纯阳	益脾胃，散风寒	
高良姜	辛，纯阳	温通脾胃	
款冬花	辛甘，纯阳	温脾，止嗽	
蜀椒	辛，纯阳	明目，又温中，止精泄。	

续表

药物	气味阴阳	功效	特殊说明
黑附子	辛，纯阳	治脾中大实，肾中寒甚，通行诸经	与防风相反
射干	苦甘，阳中之阴	去胃中痈疮	

肝病用药

药物	气味阴阳	功效	特殊说明
草龙胆	苦，纯阴	泻肝热，止眼睛痛，酒浸上行	
白芍药	甘酸，阴中之阳	白补赤散，泻肝，补脾胃。酒浸行经，止中部腹痛	与石斛、硝石相反
山茱萸	酸，阴中之阳	温肝，又能强阴益精。经云：滑则气脱，涩则可以收之。山茱萸之涩以收其滑	

肾病用药

药物	气味阴阳	功效	特殊说明
知母	苦，阴中微阳	凉肾经本药，上颈行经皆酒炒	
肉桂	甘辛，纯阳	祛卫中风邪，秋冬下部腹痛非桂不能除。《汤液》发汗用桂枝，补肾用肉桂	忌生葱
黄柏	苦辛，阴中之阳	治肾水膀胱不足，诸痿厥，腰膝无力	
沉香	甘，纯阳	补肾，又能去恶气调中	东垣曰：能养诸气，上而至天，下而及泉，与药为使

表 8　杂病主治用药

药物	气味阴阳	功效	特殊说明
梧桐泪	咸	治瘰疬，非此不能除	
牡蛎	咸	软痞积，又治带下、温疟、疮肿。为软坚收涩之剂	
蜀葵花	阴中微阳	治带下，赤治赤，白治白	
乳香	甘，纯阴	定经之痛	
王不留行	苦甘，阳中之阴	奶子导引，利疮疡，主治痢	
龙骨	甘，纯阳	固大肠脱	
赤石脂	甘酸，阳中之阴	固脱。白石脂同	

四、针灸学术思想与实践

张元素关于针灸的著作，见于《洁古云岐针法》，载于元·杜思敬所辑《济生拔萃》。该书为张元素父子及其门人学子的经验精华，对于针灸理论及其实践的论述独具特色。

（一）脏腑辨证与针刺"接经法"

《洁古云岐针法》《云岐子论经络迎随补泻法》以张元素脏腑辨证为基础，发挥《难经·六十四难》五输穴阴阳五行属性合于五脏的论述，创立针刺"接经法"，对于脏腑病证的治疗有良效。

张氏父子所创针刺"接经法"脏腑辨证取穴，完善了脏腑辨证论治理论，在针刺治疗方面具有指导意义和应用价值。

表 9 "接经法" 脏腑辨证用穴

病脏	辨证依据	心下满（井）	身热（荥）	体重节痛（俞）	喘咳寒热（经）	逆气而进（合）
胆	面青，善洁，善怒，脉弦	足窍阴	侠溪	足临泣	阳辅	阳陵泉
肝	淋溲难，转筋，脉沉弦	大敦	行间	太冲	中封	曲泉
小肠	面赤，口干，喜笑，脉浮而洪	少泽	前谷	后溪	阳谷	小海
心	烦心，心痛，掌中热而哕，脉沉洪	少冲	少府	神门	灵道	少海
胃	面黄，善噫，善思，善味，脉浮缓	厉兑	内庭	陷谷	解溪	足三里
脾	腹胀满，食不消，倦怠，嗜卧，脉沉缓	隐白	大都	太白	商丘	阴陵泉
大肠	面白，善嚏，悲愁不乐，欲哭，脉浮涩	商阳	二间	三间	阳溪	曲池
肺	喘咳，洒淅寒热，脉沉而涩	少商	鱼际	太渊	经渠	尺泽
膀胱	面黑，善恐，善欠，脉俱沉	至阴	足通谷	束骨	昆仑	委中
肾	泄下，足胫寒而逆，脉俱沉	涌泉	然谷	太溪	复溜	阴谷

［本表引自闵淑石.略论张元素的针灸学术思想和成就.上海针灸杂志，1986，（1）：39–40］

（二）阴阳学说指导"大接经针刺法"

《素问·阴阳应象大论》应用阴阳学说于针刺治疗，论曰："善用针者，从阴引阳，从阳引阴；以右治左，以左治右；以我知彼，以表知里，以观过与不及之理；见微得过，用之不殆。"即引导经络之气以调节阴阳虚实，疏散邪气。

张元素之子张璧（云岐子）论中风及其治法的针刺方法，见于王好古《此事难知·大接经从阴引阳》《此事难知·大接经从阳引阴》以及罗天益《卫生宝鉴·卷七》，开篇"中风论"后注出"《洁古家珍》"，治法除小续命汤、大秦艽汤、三化汤、羌活愈风汤等药物治疗外，特别指出："如不可，则用针灸治之。"并转载《云岐子学医新说》"中风刺法"，提出"大接经针刺法"。大，指大周天；接经，指接通经脉。"大接经针刺法"，即针刺十二井穴以治疗中风偏枯之法，其原则为《素问·阴阳应象大论》"从阴引阳，从阳引阴"，即从阴引阳分之邪、从阳引阴分之邪。

"大接经针刺法"具体应用：

从阴引阳：由手太阴井穴少商开始，依次取手阳明商阳、足阳明厉兑、足太阴隐白、手少阴少冲、手太阳少泽、足太阳至阴、足少阴涌泉、手厥阴中冲、手少阳关冲、足少阳窍阴、足厥阴大敦。

从阳引阴：从足太阳井穴至阴开始，依次取足少阴涌泉、手厥阴中冲、手少阳关冲、足少阳窍阴、足厥阴大敦、手太阴少商、手阳明商阳、足阳明厉兑、足太阴隐白、手少阴少冲、手太阳少泽。

"大接经针刺法"通过针刺井穴起到醒脑开窍、疏通经络、调整阴阳作用，至今治疗中风及其后遗症仍在应用。

（三）伤寒病证针灸取穴

仲景《伤寒论》在针刺治疗六经病证方面颇有建树。例如，太阳病"初服桂枝汤，反烦不解者，先刺风府、风池"；"阳明病，下血谵语者，此为热入血室，但头汗出者，刺期门"；"太阳少阳并病，心下硬，头项强而眩者，当刺大椎、肺俞、肝俞"；少阴病"尸厥，当刺期门、巨阙"等。

张元素在《伤寒论》针刺治法的基础上，完善针刺治疗伤寒热病的内容。张元素临床治疗热证善用井穴、原穴及荥穴。井穴有透邪通经作用，用于治疗一切急病；原穴可疗脏腑之疾，对其本经虚实病证均有调整作用；荥穴可祛热，治疗一切热病初起之证。其治疗伤寒结胸痞气、头痛、腹痛等证，与前人有很大的不同。

表 10　伤寒病证针灸取穴

脉证	选用经络或穴位	
热病汗不出	手阳明经穴商阳、合谷	选用井穴、原穴
	手太阳经穴腕骨、阳谷	选用原穴、经穴
	足少阳经穴侠溪	
	足阳明经穴厉兑	通用荥穴
	手厥阴经穴劳宫	
伤寒结胸痞气	刺足少阴、手厥阴井原穴	泻胸中之气
	刺足太阴、手少阴井原穴	泻心中之气
	刺足厥阴、手少阴井原穴	泻胃中之气
伤寒三阳头痛	手足太阳经穴腕骨、京骨	太阳头痛，脉浮
	手足阳明经穴合谷、冲阳	阳明头痛，脉浮而长
	手足少阳经穴阳池、丘墟、风池、风府	少阳头痛，脉浮而弦
伤寒三阴腹痛	足厥阴、手太阴经穴太冲、太渊、大陵	腹痛脉弦
	足少阴、手厥阴经穴太溪、大陵	腹痛脉沉
	足太阴、手少阴经穴太白、三阴交、神门	腹痛脉细沉

续表

脉证	选用经络或穴位	
伤寒阴病	灸足少阴原穴经穴太溪	脉欲绝
伤寒阴毒证	灸气海、关元	腹痛脉微迟

[本表引自权春分.浅谈张元素针灸学术成就.甘肃中医，2009，22（10）：7-8，略有更改]

张元素的针灸学术思想，主要记载于其子张璧、弟子王好古及其再传弟子罗天益的著作中，以罗天益《卫生宝鉴》中所述医案最多，对后世产生很大的影响。

五、临证医案

张元素临证疗效卓著，立法处方，"刻期见效"，世称"神医"，但医案记载及流传较少。本书撷取张元素本人及易水学派传承人具有临床特色的医案，以飨读者。

（一）风痰头痛案

洁古治一人，病头痛旧矣，发则面颊青黄（厥阴），晕眩，目慵张而口懒言（似虚证），体沉重（太阴），且兀兀欲吐，此厥阴（肝）太阴（脾）合病，名曰风痰头痛（痰），以局方玉壶丸治之，更灸侠溪穴（足少阳胆穴），寻愈。（《名医类案·首风》）

按语：本案亦载于《医学纲目·头风痛》《续名医类案·头》等医籍中。据载，头痛患者即李东垣，其师为之诊治。病名头痛，证属风痰，辨证依据为"诸风掉眩，皆属于肝"。眩晕，目不欲开，此厥阴风木为病；"脾为生痰之源"，身沉体重，兀兀欲吐，懒于言语，此脾不运湿，湿聚为痰，上遏清阳为病。故洁古老人称：此厥阴太阴合而为病，名曰风痰。局方玉壶丸，治风痰头痛，亦治诸痰。原方南星（生）、半夏（生）各一两，天麻五钱，白面三两，上为末，水和为丸，桐子大，每服三五十丸，用水一大盏，煎沸入药，煮令药浮即熟，漉出放温，别用生姜汤下。天麻入肝经，平肝息风，祛风止痛；天南星归肺、肝、脾经，燥湿化痰，祛风解痉；半夏燥湿化痰，降逆止呕，消痞散结。全方共奏平肝理脾、息风化痰之功。《医学纲目·头风痛》载："少风湿药二味，可加雄黄、白术，以治风湿。"同时，可灸足少阳胆经之侠溪穴。该穴位于人体的足背外侧，当第四、五趾间，趾蹼缘后方赤白肉际处，为胆经荥穴，主治头痛、眩晕、惊悸、耳鸣、耳聋等，亦为"上病下取"之范例。楼英赞曰："是知方者体也，法者用也，徒知体而不知用者弊。体用不失，可谓上工，信矣哉。"

（二）积滞目疾案

王海藏妻侄女，形肥，笄年时得目疾，每月或二月一发，发则红肿难开，如此者三年，服除风散热等剂，左目反有顽翳，从锐眦遮瞳人，右目亦有翳，从下而上。经云：从内走外者，少阳病；从下上者，阳明病。此少阳、阳明二经有积滞者也。脉短滑而实鼓，还则似短涩。洁古云：短为积滞，遏抑脏腑，宜下之。遂用温白丸减川芎、附子之二，多加龙胆草、黄连，如东垣五积法，从二丸加起，每日加一服，加至大利。然后减丸，又从二丸减起。忽一日，于利中下黑血块若干，如黑豆大而坚硬，从此渐痊而翳尽去。（《续名医类案·目》）

按语：本案亦载于《医学纲目·外障》《证治准绳·杂病·目翳》等医籍中。女孩形肥，"肥则令人内热"，"肥人多痰"，体质多痰多热。笄年即女子及笄（古代女子满15岁结发，用笄贯之），此时正天癸初至，待嫁之年。患目疾，每月或二月一发，发则红肿难开，三年反复，久则翳遮瞳仁，脉短滑而实鼓，还则似短涩。脉证合参，重点在脉，短为积滞，遏抑脏腑。又有既往服除风散热等剂治疗无效之参考，即提示非风热所致。故洁古老人称此为少阳、阳明二经有积滞。以方测证，当为痰热积滞。胆经有热，而见两目红肿生翳，少阳胆经起于目锐眦，故翳从锐眦遮瞳；阳明胃经入目内眦，与足太阳经相交，脾胃互为表里，健运失常，则痰湿内生。故治法以清热祛痰为主。方用温白丸减去川芎、附子。查温白丸有四，出于《小儿药证直诀》《外台秘要》《圣济总录》《幼幼新书》，处方组成各不相同。四方皆无川芎，只有《小儿药证直诀》方中有附子，且洁古先生称"古方今病不相能"，不用古方，但多用钱乙《小儿药证直诀》方剂，故臆测此方出此。药物组成为天麻（生）五钱，白僵蚕（炮）、干蝎（去毒）、天南星（锉，汤浸七次，焙）各两钱半。天麻平肝息风，南星燥湿化痰，全蝎散结攻毒，白僵蚕化痰散结，惟嫌清热不足，故多加龙胆草、黄连。《东垣施效方·五积门》载有五积及其治法："炼密为丸，如桐子大，初服二丸，一日加一丸，二日加二丸，渐渐加至大便微溏，再从两丸加服，周而复始，积减大半勿服。"本方即从二丸加起，每日加一服，加至大利。然后减丸，又从二丸减起。如此，利下邪去，病痊翳尽。

（三）热结关格案

长安王善支，病小便不通，渐成中满，腹大，坚硬如石，壅塞之极，腿脚坚胀，裂出黄水，双睛凸出，昼夜不得眠，饮食不下（独为关），痛苦不可名状。伊戚赵谦甫诣李（东垣）求治。视归，从夜至旦，耿耿不寐，究记《素问》有云：无阳则阴无以生，无阴则阳无以化。又云：膀胱者，州都之官，津液藏焉，气化则能出矣。此病小便癃闭，是无阴而阳气不化也。凡利小便之药，皆淡味渗泄为阳，止是气药，阳中之阴，非北方寒水，阴中之阴所化者也。此乃奉养太过，膏粱积热，捐北方之阴，肾水不足，膀胱，肾之室，久而干涸，小便不化，火又逆上而为呕哕，非膈上所生也，独为关，非格病也。洁古云：热在下焦，填塞不便，是关格之法。今病者内关外格之病悉具，死在旦夕，但治下焦可愈。随处以禀北方寒水所化大苦寒之味者黄柏、知母，桂为引用，丸如桐子大，沸汤下二百丸。少时来报，服药须史，如刀刺前阴火烧之痛，溺如瀑泉涌出，卧具皆湿，床下成流，顾盼之间，肿胀消散。李惊喜曰：大哉！圣人之言，岂可不遍览而执一者也。其症小便闭塞而不渴，时见躁者是也。凡诸病居下焦，皆不渴也（非先生不能道此语）。二者之病，一居上焦，在气分而必渴，一居下焦，在血分而不渴，血中有湿，故不渴也。二者之殊，至易别耳（治下焦）。（《名医类案·淋闭》）

按语： 本案为张元素之弟子李杲（东垣）之医案，亦载于《东垣十书》《医学纲目·闭癃分二病》等医籍中。关格，多由水肿、癃闭、淋证等病证发展而来，一般认为，多因脾肾阴阳衰惫，气化不利，湿浊毒邪犯胃所致，以小便不通与呕吐并见为主要临床特征，属危重病证。关，即小便不通；格，即格拒，呕不能食。临床二者既可同时出现，亦可以小便不利为主。本病案不同于一般关格，乃洁古所论"热在下焦，填塞不便"所致。该患为商人（据《东垣十书》《医学纲目》记载），病因在于奉养太过，膏粱积热，病机为热伤肾阴，膀胱不利，小便不化，症见小便不通，渐成中满，腹大，坚硬如石，壅塞之极，腿脚坚胀，裂出黄水。且火逆于上，症见双睛凸出，昼夜不得眠，饮食不下，痛苦不可名状。故治法为滋肾清热，化气通关，黄柏。知母、肉桂合为滋肾丸（又名通关丸），为东垣所创。黄柏，苦寒微辛，泻膀胱相火，补肾水不足，入肾经血分；知母，辛苦寒滑，上清肺金而降火，下润肾燥而滋阴，入肾经气分。二药相须而行，为补水之良剂。肉桂，辛热，假以反佐，为少阴引经，寒因热用，故"顾盼之间"，获得疗效。更有精辟之言："凡诸病居下焦，皆不渴。"故其症小便闭塞而不渴，时见躁，可为圭臬。

（四）阳厥怒狂案

彰德张相公子谊夫之妻许氏，乃状元许先之之女绍明之妹也，病阳厥怒狂，发时饮食四五倍，骂詈不避亲疏，服饰临丧，或哭或歌，或以刃伤人，不言如哑，言即如狂，素不知书，识字便读文选，人皆以为鬼魔。待其静诊之，六脉举按皆无，身表如水石，其发也叫呼声声愈高。余昔闻洁古老人云：《本经》言夺食则已，非不与之食，而为夺食也。当以药大下之而使不能食，为之夺食也。予用大承气汤下之得脏垢数升，狂稍宁，待一二日复发，又下之，得便数升，其疾又宁，待一二日又发，三下之，宁如旧，但不能食，疾稍轻而不已。下之，又五七次，计大便数斗，疾缓身温脉生。至十四日，其疾愈，脉如旧，困卧三四日后起苏，饮食微进，又至十日后安得。始得病时，语言声怒非常，一身诸阳尽伏于中、隐于胃，非大下之可乎？此易老夺食之意也。(《阴证略例·海藏治验录》)

按语： 本案为李东垣之弟子王好古（海藏）之医案，亦载于《续名医类案·癫狂》等医籍中。阳厥怒狂，因突受过度刺激而善怒的病证。最早载于《素问·病能论》："有病怒狂者，此病安生？……阳气者，因暴折而难决，故善怒也，病名曰阳厥。"该病证怒狂之发，见饮食逾常四五倍，骂詈不避亲疏，服饰临丧，或哭或歌，或以刃伤人，不言如哑，言即如狂，叫呼声声愈高；邪热炽盛，阳气内郁，经络阻滞，见六脉举按皆无，身表如水石。病机要点在于"一身诸阳尽伏于中隐于胃"，故治法宗"易老夺食"，并以药大下之。夺食乃绝其助邪化热之源，大承气汤下脏垢数升，荡涤肠胃之热。夺食数日，十四日之内，间一二日使下，疾缓身温脉生而愈。"易老夺食"复以承气寒下，治疗阳厥怒狂，对于现代临床实践仍具有重要指导意义和应用价值。

（五）中风中脏腑案

真定府临济寺赵僧判，于至元庚辰八月间，患中风，半身不遂，精神昏愦，面红颊赤，耳聋鼻塞，语言不出，诊其两手，六脉弦数。尝记洁古有云：中脏者多滞九窍，中腑者多着四肢。今语言不出，耳聋鼻塞，精神昏愦，是中脏也；半身不遂，是中腑也。此脏腑俱受病邪。先以三化汤一两，内疏三两行，散其壅滞，使清气上升，充实四肢；次与至宝丹，加龙骨、南星，安心定志养神治之，使各脏之气上升，通利九窍。五日声音出，言语稍利。后随四时脉证加减用药，不旬即稍能行步，日以绳络其病脚，如履阈或高处，得人扶、之方可逾也。又刺十二经之井穴，以接经络。翌日舍绳络，能步几百步，大势尽去，戒之慎言语，节饮食，一年方愈。（《名医类案·中风》）

按语：本案为李东垣弟子罗天益（谦甫）之医案。本案遵洁古"中脏者多滞九窍，中腑者多着四肢"以辨中风中脏腑。以语言不出、耳聋鼻塞、精神昏愦之官窍、神志病证辨中脏；以半身不遂之肢体病证辨中腑。面红颊赤，脉象弦数，为肝阳上亢化风之征。脏热腑实，治法首先疏涤腑实，用三化汤（出《医学发明》，由小承气汤加羌活而成）；次与至宝丹（出《和剂局方》），加龙骨、南星，以开窍安神，清热解毒。关于治之先后，用药轻重，《医学发明·中风有三》载："中腑……宜三化汤或《局方》中麻仁丸通利；中脏……宜至宝丹镇坠。……中血脉、中腑之病，初不宜龙、麝、牛黄，为麝香治脾入肉，牛黄治肝入筋，龙脑入肾治骨，恐引风深入骨髓，如油入面，莫之能出。又不可一概用大戟、芫花、甘遂泻大便，损其阴血，真气愈虚。"临证经验，字字珠玑。如此，则浊毒下降，清窍通利，热除气畅。康复过程中，其用药依《医学发明》，以小续命汤、疏风汤、羌活愈风汤等为主，随四时脉证加减，因时制宜。据《医学发明·四时用药加减法》，如春加益智、草豆蔻，夏加黄芩、黄连，长夏加白术、苍术、泽泻，秋加槟榔、砂仁、白豆蔻仁，冬加吴茱萸之类。其刺法，传承洁古"大接经针刺法"，针刺十二井穴以治疗中风偏枯，可收醒脑开窍、疏通经络、调整阴阳之功。

（六）养正除积案

真定王君用，年一十九岁，病积，脐左连胁如覆杯，腹胀如鼓，多青络脉，喘不能卧，时值暑雨，加之自利完谷，日晡潮热，夜有盗汗，以危急来求。予往视之，脉得浮数，按之无力。谓病家曰：凡治积非有毒之剂攻之则不可，今脉虚弱如此，岂敢以常法治之。遂投分渗益胃之剂，数服而清便自调，杂以升降阴阳，进食和气，而腹大减，胃气稍平。间以削之，不月余良愈。先师尝曰：洁古老人有云，养正积自除。犹之满坐皆君子，纵有一小人，自无容地而出。今令真气实，胃气强，积自消矣。洁古之言，岂欺我哉。《内经》云：大积大聚，衰其大半而止。满实中有积气，大毒之剂尚不可过，况虚中有积者乎？此亦治积之一端也。邪正虚实，宜精审焉。（《卫生宝鉴·养正积自除》）

按语： 本案为李东垣弟子罗天益（谦甫）之医案，亦载于《名医类案·积块》等医籍中。本案癥积，类似《难经·五十六难》所言"肝之积名曰肥气，在左胁下，如覆杯，有头足"。病有虚实，实则左连胁如覆杯，腹胀如鼓，多青络脉，喘不能卧；虚则自利完谷，日晡潮热，夜有盗汗，脉象虚弱。一般治积，多用有毒之剂攻之，如今之手术、化疗、放疗等。邪正虚实，治宜精审。虚实错杂，以虚为急，急则治标，故宗洁古之法"养正积自除"，以分渗益胃之剂，扶助正气，兼以升降阴阳，进食和气，则清便自调，腹胀大减，胃气稍平，乃脾胃气和，后天本固之效，"令真气实，胃气强，积自消矣"，间以削之之法，而获良效。罗谦甫继承洁古之法，有所发挥，治愈癥积。对于现代肿瘤疾病的治疗，本案可资借鉴，有利于提高疗效。

张元素

后世影响

张元素的学术思想及其著述，对中医药学术发展具有深远的影响，更有开创易水学派之卓著功绩，对中医理论体系有所突破和创新。

一、历代评价

张元素为《金史》入传之著名医家，历代医家对其评价甚高，众口皆赞。

明代李时珍对张元素推崇备至，给予高度重视和极力褒奖，不仅将其著作《脏腑虚实标本用药式》《洁古珍珠囊》等收入《本草纲目》之中，并为《洁古珍珠囊》作序说："书凡一卷，金易州明医张元素所著。元素字洁古，举进士不第，去学医，深阐轩岐秘奥，参悟天人幽微。言古方新病不相能，自称家法。辨药性之气味、阴阳、厚薄、升降、浮沉、补泻、六气、十二经，及随证用药之法，立为主治、秘诀、心法、要旨，谓之《珍珠囊》，大扬医理。《灵》《素》之下，一人而已。"

明代永乐年间太医院院判蒋用文，在罗天益《卫生宝鉴》序文中说："天愍斯民，嗣生豪杰，而刘河间、张洁古、李东垣诸公者，挺然复出，启前圣不传之秘，焕然为后学之模范。"

清代范锴《华笑庼杂笔》引《王祎忠文集》云："张洁古、刘守真、张子和、李明之四人者作，医道于是乎中兴。"

清代乾隆年间，柯怀祖为明代绮石《理虚元鉴》作序，称"医学祖《灵》《素》《难经》，而方不传。制方首推仲景，嗣后各立一说。仲景治冬寒，而河间明温暑，洁古理脾胃，东垣讲内伤，子和攻痰饮，丹溪究阴虚，六家为医学之宗主。"

如此，自金元之后，历代医家著书，赞赏者众，印证张元素之论、之方、之药，又不胜枚举。张元素创新医理，医术高明，从而载誉史册，永世流芳。

二、学派传承

张元素阐发关于脏腑病机辨证论治、药物升降浮沉与性味归经等的理论，自成学术体系，且有家传、师承、私淑者，为之传承，并发扬光大。由于张元素居于河北易水，故称"易水学派"。

据任应秋《中医各家学说》（上海科学技术出版社1980年版），易水学派学术传承的脉络大体如下表：

表11　易水学派学术传承脉络

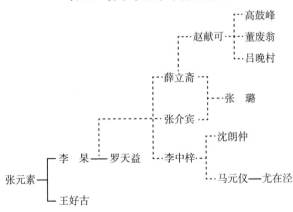

（一）张璧

张璧，张元素之子，号云岐子，见于《古今医统大全·历世圣贤名医姓氏》。张璧子继父业，以《内经》《脉经》为本，参以仲景及后世诸家脉论，阐以己见，对脉学、针法研究较为深入。代表著作有《云岐子保命集论类要》《云岐子七表八里九道脉诀论并治法》《洁古老人注王叔和脉诀》《云岐子论经络迎随补泻法》等。

（二）李杲

李杲（1180—1251），张元素之高徒，字明之，真定（今河北省正定）人，晚年自号东垣老人。据说，当时易水张元素为燕赵名医，李杲求医心切，不惜远离家乡四百余里，携千金拜其为师。

张元素以《医学启源》传授李杲，其脏腑辨证论治、气机升降出入等学术思想，杲尽得其传而又有发挥，通过长期的临床实践，提出"内伤脾胃，百病由生"的观点，治病善于补益脾胃阳气，为"补土派"的代表人物，是"脾胃学说"的创始人，为中国医学史上"金元四大家"之一。代表著作有《脾胃论》《内外伤辨惑论》《兰室秘藏》《活法机要》《医学发明》《东垣试效方》等。

（三）王好古

王好古（1200—1264），张元素之入室弟子，字进之，号海藏，赵州（今河北省赵县）人。王好古曾经与李杲一起学医于张元素，后又师事李杲。张元素强调脏腑辨证，李杲阐发脾胃理论，王好古传易水学派之说，师承张、李之学。在张、李二家的影响下，独创内伤阴证理论，奠定以三阴阳虚为主要病机的阴证辨识证治，主张温补脾肾。代表著作有《阴证略例》《汤液本草》《医垒元戎》《此事难知》《斑论萃英》等。据《阴证略例》麻信之序，王氏门人有皇甫黻、张沌、宋廷圭、张可、弋毂英五人。

（四）罗天益

罗天益（1220—1290），李杲之入室弟子，字谦甫，号容斋，河北真定（正定）人。从师于李杲（1244年以后），学医凡十数年，潜心苦学，尽得其术。罗天益学术思想遥承于洁古，授受于东垣，突出脏腑辨证、脾胃理论、药性药理的运用，承前启后，为促进易水学派发展的重要医家。曾为元朝太医。代表著作有《卫生宝鉴》等。

易水学派倡脏腑病机证治，经李杲、王好古、罗天益等名家的继承发展，在脾胃学说、温补脾肾等方面研究尤其见长，对明清温补学派医家如薛己、李中梓、张介宾、赵献可、张璐、沈朗仲、尤在泾等医家很有影响，并在此基础上有所发展。

三、后世发挥

易水学派学术体系的核心即脏腑病机证治，尤其以阐述脾胃学说见长，兼及于肾，实乃补土派、温补学派之滥觞。张元素药物分类、药性、归经理论，为后世本草学的发展创新做出了重要贡献。

（一）补土派之创新

张元素《医学启源》《脏腑标本寒热虚实用药式》，比较集中地论述了脏腑病机及辨证论治。其中，尤以重视脾胃为特色，对补土派乃至易水学派影响深远。

李杲（东垣）继承张元素之学，得张元素之真传，发扬脏腑病机证治，以脾胃学说立论，为"补土派"的创始人。

李杲主张，脾胃为元气之根本，为血气阴阳之根蒂。脾主升清，胃主降浊，为气机升降之枢纽。脾胃属土居中，运化水谷以养其他四脏，故"脾旺四季不受邪"。内伤脾胃，其病因病机有五：一为饮食不节，二为劳役过度，三为情志内伤，四为胆气不升，五为气或乖错，则脾胃气机升降失常，元气不足，气火失调，阴火内生，而成内伤热中证。内伤脾胃，影响他脏，百病由生。以张元素调治脾胃方药为基础，发扬"甘温除大热"治疗大法，创立补脾益气、升阳举陷之补中益气汤等名方，对脾胃气虚，少气懒言，四肢无力，困倦少食，饮食乏味，不耐劳累，或气虚发热，气高而喘，身热而烦，渴喜热饮，其脉洪大，按之无力，皮肤不任风寒，而生寒热头痛，或气虚下陷，内脏下垂，久泻脱肛等病证疗效卓著。李氏并有内伤、外感之辨，以辨阴证阳证、辨脉、辨寒热、辨手心手背、辨口鼻、辨头痛、辨筋骨四肢、辨渴等，以为辨证论治理论之发挥，体现于《内外伤辨惑论》。

王好古（海藏）补其师东垣先生之不逮，独创内伤阴证理论，重视对脾胃虚寒病证之探索，发挥"洁古老人内伤三阴例"（《阴证略例》），完善东垣内伤之病之"末传寒中"，言伤在太阴、少阴，重在内伤脾肾，故以温补脾肾为法。在《阴证略例》中，以"论元阳中脱有内外"为题，论及阳从内消、阳从外走之元阳脱失，治以斡旋中气，回阳救逆，在临床应用方面很有意义。

罗天益（容斋）发展补土派之理论，多采东垣之脾胃学说，参以己见，更有创新，故谓"李氏之学得罗氏而益明"。强调脾胃伤须分饮食，作"食伤脾胃论""饮伤脾胃论"，使脾胃病的病因病机更加完善。阐发劳倦伤当辨寒热，论言"劳倦所伤虚中有热""劳倦所伤虚中有寒"，遣方用药，重视甘温，善以调气，并分辨三焦气血以泻热除寒，启发后世温病学派，真乃青出于蓝而胜于蓝者。

（二）温补脾肾学派之演变

明清时期，易水学派重视脾胃、兼及肾命的理论，进一步发展和演变，私淑张元素、李东垣者，有薛立斋、赵献可、张介宾、李中梓等医家，并形成温补脾肾理论及其学派。

薛立斋，字新甫，名己，明代吴（今江苏苏州）人。自幼继承家学，通晓各科，尤其儿科、外科颇有造诣。明代初中期，河间、丹溪之学盛行，用药多寒凉，已成时弊。故薛己以张元素、李东垣脾胃学说为渊源，又注重肾中水火，以温补脾肾著称。其代表著作《内科摘要》载202例医案，其中脾胃亏损43例，饮食劳倦13例，元气亏损25例，命门火衰8例，肾虚火动7例，脾肾亏损29例，脾肺肾亏损39例，脾肺亏损20例，肝肾亏损4例，脾肝肾亏损14例。脾胃亏损者，多以东垣补中益气汤为主；肾中水火不足者，又以张元素所倡仲景八味地黄丸益火之源、钱乙六味地黄丸壮水之主。脾肾并重，温补为主，源于易水，而又加以发挥，故为开温补脾肾先河之大家。

赵献可，字养葵，自号医巫闾子，明代鄞县人。赵献可善易精医，遵从李东垣、薛己，重视肾水命火，对命门学说尤有贡献。自此，易水学派学术思想，由研究后天脾胃转向先天肾命，为之一变。其代表著作为《医贯》。赵氏认为，命门为人身之大主，位居两肾之间，内具相火，为十二脏腑之根，为性命之源。脾肾关系，则以肾命总赅脾胃，论曰："焉知坤土是离火所生，而艮土又属坎水所生耶？明乎此，不特医学之渊源有自，而圣贤道统之传，亦自此不昧，而所谓一贯也。"赵献可强调命门，撰"先天要论"，亦重于脾胃，立"后天要论"，并有专篇"补中益气汤论"，谓之："今称补中益气汤，为万世无穷之利，其义云何，曰此发前人之所未发，继仲景河间而立，意义深远也。"

张介宾，字会卿，号景岳，别号通一子，明代医学家，原籍四川绵竹，后徙居浙江会稽（今绍兴）。从名医金英（梦石）学医，尽得其传。代表著作有《类经》《类经图翼》《类经附翼》《景岳全书》《质疑录》等。张氏年轻时较为崇信朱丹溪，中年之后，转而精研张元素、李东垣之学。在命门学说的启示下，提出肾中命门为藏精之所，著"命门余义"，谓"命门有火候，即元阳之谓也，即生物之火"，"命门有生气，即乾元不息之机也，无生则息"，"命门有门户，为一身巩固之关"，"命门有阴虚，以邪火之偏胜也。邪火之偏胜，缘真水之不足"。并著"大宝论""真阴论"等，重视温补真阴真阳，又创立左右归丸、左右归饮诸方剂，方中喜用熟地，后世又称其"张熟地"。

李中梓，字士材，号念莪，明代华亭（上海松江）人。以"先后天根本论"，发扬张元素、赵献可之学，提出"先天之本在肾"；又受李东垣、薛己等的影响，提出"后天之本在脾"。并立"水火阴阳论"，主张"人身之水火，即阴阳也，即气血也"，"气血俱要，而补气在补血之先；阴阳并需，而养阳在滋阴之上"。至此，明代重视脾肾，已臻成熟。

清代，又有高鼓峰、吕留良、董废翁取法赵献可之论。沈朗仲、马元仪、尤在泾等传承李中梓之学，使易水学派发扬光大，由明至清，源远流长。

（三）本草学之拓展

张元素开拓药物的分类、药性及归经报使的理论和实践，为药学研究做出了重大贡献。

1. 药物分类之启发与示范

张元素常用脏腑经络分类法以归纳药物，指导临床应用，尤嫌不足，且合运气学说，另著"药类法象"，以生、长、化、收、藏分类本草。以"脏腑标本寒热虚实用药式"为典范，辨别气、血、寒、热、虚、实分别用药，对后世药物学分类很有启发。

张元素之弟子王好古，著《汤液本草》，尽传其学，收入"药类法象"诸篇以阐述之，取法自然界风升生、热浮长、湿化成、燥降收、寒沉藏之五行、五气、五化等升降浮沉机理，归纳药物性能和功用。《四库全书总目提要》称："好古受业于洁古，而讲肄于东垣，故于二家用药尤多征引焉。""此书所列，皆从名医试验而来，虽为数无多，而条例分明，简而有要，亦适于实用之书矣。"

清代凌奂《本草害利》自序，言及得其师吴古年《本草分队》，谓之

"盖脏腑，即地理也，处方如布阵也，用药如用兵将也。病本在于何经，即以君药主将标于何经。为臣使之药，即所以添兵弁。识得地理，布成阵势，一鼓而战，即能殄灭贼氛，即所谓病退也。"故将药物按脏腑分队，为心部分队、肝部分队、脾部分队等，在每部分队之后，再以补泻温凉陈述，并论利害得失。其实，此正张元素《脏腑标本寒热虚实用药式》之药物分类模式，后人加以补充而已。

2. 药物气味厚薄、升降浮沉药性之发展

张元素《医学启源》卷之下"用药备旨"，以"气味厚薄寒热阴阳升降之图"作为开篇，其后，分别从药性要旨、用药升降浮沉补泻法、脏气法时补泻法、治法纲要、用药用方辨、药性生熟用法、药用根梢法等，系统讨论药物气味厚薄、升降浮沉药性，并以此为药物分类方法，以传后学。

明代李时珍《本草纲目·序例》立"气味阴阳""升降浮沉"专篇，对药物气味厚薄药性的学术传承有明确记述，如：

"气味阴阳：《阴阳应象论》曰：……味厚者为阴，薄者为阴中之阳；气厚者为阳，薄者为阳中之阴。味厚则泄，薄则通；气薄则发泄，厚则发热……

元素曰：……凡同气之物必有诸味，同味之物必有诸气。气味各有厚薄，故性用不同。

杲曰：味之薄者则通，酸、苦、咸、平是也。味之厚者则泄，咸、苦、酸、寒是也。气之厚者发热，辛、甘、温、热是也。气之薄者渗泄，甘、淡、平、凉是也。渗谓小汗，泄谓利小便也。"

"升降浮沉：李杲曰：药有升、降、浮、沉、化，生、长、收、藏、成，以配四时……是以味薄者，升而生；气薄者，降而收；气厚者，浮而长；味厚者，沉而藏；气味平者，化而成。但言补之以辛、甘、温、热及

气味之薄者，即助春夏之升浮，便是泻秋冬收藏之药也。在人之身，肝心是矣。但言补之以酸、苦、咸、寒及气味之厚者，即助秋冬之降沉，便是泻春夏生长之药也。在人之身，肺肾是矣。淡味之药，渗即为升，泄即为降，佐使诸药者也。"

"王好古曰：……味薄者升，甘平、辛平、辛微温、微苦平之药是也。气薄者降，甘寒、甘凉、甘淡寒凉、酸温、酸平、咸平之药是也。气厚者浮，甘热、辛热之药是也。味厚者沉，苦寒、咸寒之药是也。气味平者，兼四气四味，甘平、甘温、甘凉、甘辛平、甘微苦平之药是也。"

"李时珍曰：酸咸无升，甘辛无降，寒无浮，热无沉，其性然也。而升者引之以咸寒，则沉而直达下焦；沉者引之以酒，则浮而上至颠顶。此非窥天地之奥而达造化之权者，不能至此。一物之中，有根升、梢降，生升、熟降，是升降在物亦在人也。"

李东垣、王好古、李时珍、汪昂等医家宗经典之理，传元素之学，使药物气味厚薄、升降浮沉药性得以完善。

现代《临床中药学》《中药学》教科书的总论药性部分，大多以四气、五味、升降浮沉、归经作为章节阐述。虽中药升降浮沉、归经理论源自《内经》《伤寒论》《神农本草经》等经典著作，但全面系统发扬升降浮沉之药性，正式明确提出药物归经、引经报使之理论者，乃张元素也。

3. 药物归经、引经报使理论之成熟

药物归经理论发端于《内经》，其五味所入五脏等论述，对食物、药物的脏腑亲和性、趋向性具有启示作用。

《伤寒论》以六经辨证、分经论治为药物归经奠定了基础，作为经方之祖，其分经用药规律无疑对张元素所创药物归经理论具有指导作用和深刻影响。

张元素首创药物归经、引经报使理论，与其首创药物进行脏腑经络分

类法一脉相承。虽尚未明确药物"归经"二字，但药物归经、引经报使理论，在《洁古珍珠囊》《医学启源》皆有专题记载。

王好古《汤液本草》集张元素、李东垣关于药物归经理论之大成，并有所补充完善。各药分别有性味、阴阳属性、功能、所属经脉，或有炮制方法、用药禁忌等，并专论引经报使之药。

明代徐彦纯《本草发挥》卷四收录张元素《医学启源》卷之下原文，"校刻叙论"阐述药物学发展历史，张元素在药物学研究方面的贡献昭然纸上。该篇如是说："后世言方药，祖《神农本草》。阐其义者，洁古张氏、东垣李氏、海藏王氏诸家。"

明代李时珍《本草纲目·序例》给予高度评价，列出"引经报使"，直接引用《洁古珍珠囊》，如云："手少阴心（黄连、细辛），手太阳小肠（藁本、黄柏），足少阴肾（独活、桂、知母、细辛），足太阳膀胱（羌活），手太阴肺（桔梗、升麻、葱白、白芷），手阳明大肠（白芷、升麻、石膏），足太阴脾（升麻、苍术、葛根、白芍），足阳明胃（白芷、升麻、石膏、葛根），手厥阴心包络（柴胡、牡丹皮），手少阳三焦（连翘、柴胡，上地骨皮，中青皮，下附子），足厥阴肝（青皮、吴茱萸、川芎、柴胡），足少阳胆（柴胡、青皮）。"

其后，明代刘文泰《本草品汇精要》、贾如力《药品化义》等皆将中药"行某经、入某经"作为药性陈述。至清代沈金鳌《要药分剂》明确"归经"二字，且将"归经"作为专项列于"主治"项下，使中药归经理论从此进入药性的研究领域，进一步丰富完善，日趋成熟。

（四）张元素创立新方的现代研究

1. 枳术丸

现代应用：临床常用于治疗功能性消化不良、功能性便秘、慢性胃炎、胃–食管反流病、胃下垂、十二指肠壅积症、十二指肠溃疡、小儿厌食症、小儿伤食、糖尿病胃轻瘫等脾胃伤于食滞所致疾病。

实验研究：枳术丸具有调节胃肠功能、保肝、增加免疫功能、抗应激作用等。枳术丸可增强小鼠胃排空，促进肠平滑肌的推进性蠕动，明显对抗家兔离体小肠副交感神经介质乙酰胆碱的作用，使处于兴奋状态的小肠恢复正常。并能对抗肾上腺素引起的肠肌松弛，改善胃肠运动的减弱。明显升高大鼠血浆 SP 及肠组织 SP 含量，呈一定的量 – 效关系。这是枳术丸促进胃肠运动作用的机制之一。枳术丸及白术煎液可防止四氯化碳引起的肝糖原减少，明显增加正常小鼠肝糖原，降低血糖，并促进胆汁分泌。明显提高正常小鼠对炭末的吞噬率和吞噬系数，增强非特异性免疫功能。给药后 1 小时明显延长小鼠颈部断头呼吸延续时间，提高脑缺氧耐受能力。

2. 九味羌活汤

现代应用：九味羌活汤（丸、颗粒）临床常用于治疗感冒、风湿性关节炎、偏头痛、急性肌炎、急性荨麻疹、面神经麻痹、坐骨神经痛、肩周炎、高原反应等属外感风寒湿邪兼有里热的疾病。

实验研究：九味羌活汤具有解热、镇痛、抗炎作用。浸膏可明显抑制 2，4– 二硝基酚所致大鼠及家兔体温的增高；明显对抗醋酸所致小鼠的扭体次数增加，提高热板所致小鼠的痛阈值；抑制巴豆油所致小鼠耳的肿胀度，抑制醋酸所致小鼠腹腔毛细血管通透性的增加。

3. 当归拈痛汤

现代应用：当归拈痛汤或此方加减应用，可治疗痛风性关节炎、类风湿关节炎、高尿酸血症、下肢关节痛、糖尿病周围神经病变、结节性红斑、过敏性紫癜、丹毒、寻常痤疮、扁平疣等湿热浸淫所致疾病。

实验研究：当归拈痛汤全方或拆方，其消炎镇痛及增强免疫、调节代谢的作用已得到公认。如当归拈痛汤可抑制炎症因子白细胞介素 –1β（IL-1β）、白细胞介素 –8（IL-8）和肿瘤坏死因子 –α（TNF-α）等分泌，降低血清中基质金属蛋白酶 –3（MMP–3）的含量，起到消炎镇痛作用。降低血沉（ESR）、C 反应蛋白（CRP）含量，抑制软骨及骨的破坏，而消肿止痛。并且，能明显增加佐剂性关节炎大鼠滑膜组织促凋亡相关基因的典型代表 Fas/FasL mRNA 的表达，促进滑膜细胞凋亡，削弱炎性滑膜的破坏作用。还可提高外周血 T 淋巴细胞免疫功能，改善大鼠的红细胞免疫黏附功能，从而发挥免疫调节作用。在调节代谢方面，可降低高尿酸血症大鼠血清尿酸、黄嘌呤氧化酶水平，抑制前列腺素催化产物 PGI_2 的合成和释放，促使 $6–k–PGI_1$（PGI_2 代谢产物）从尿液大量排泄。

（五）张元素学术思想现代研究荟萃

1. 学术渊源与时代背景

（1）成功因素

张元素是我国医学史上一位自学成才的医学大家，他自辟门庭，发皇脏腑辨证和归经用药的学术思想，被推崇为易水学派的开山之人，对金元以后的医学发展产生了深远影响。他成功的因素与当时的时代背景、地域环境、师友的帮助和善于向前人学习密切相关。张元素生活在 12 世纪金王朝统治时期，金朝自太祖、太宗执政以来，从政治上、经济上采取了一些措施和改革，较快地完成了由奴隶制向封建制的过渡，出现了一时的经济繁荣。金世宗即位后，又大胆从政治、经济、文化各方面进行改革，学术气氛十分活跃。张元素正是处在这样一个变革时代。他一方面对宋以前的医学经验进行继承和总结，根据《素问》《灵枢》的藏象学说和经络学说以及《华氏中藏经》的"脏腑寒热虚实生死顺逆脉证"、钱乙的脏腑补泻学说，提出了脏腑辨证理论；另一方面，根据《神农本草经》药物对脏腑的主治功能，参考历代医家的药学理论，归纳提出了药物"归经理论"。张元素吸收刘河间《素问玄机原病式》的内容，同时更把五运六气的理论扩大到制方遣药方面。他的著作和言论，得其弟子的整理归纳而保存。

"金元四大家"一词始见于陆懋修的《世补斋医书》,但实渊源于明代史学家宋濂。明代另一位《元史》编修者王祎忠则认为:"张洁古、刘守真、张子和、李明之四人著作,医道于是乎中兴。"将刘完素、张元素、张子和、李杲视为"金元四大家",与宋濂之说有异。可见在当时对"金元四大家"就有两种不同的看法。现代有学者根据张元素的学术成就及其对金元医学与后世的影响,提出张元素的学术地位当与刘完素、张从正、李杲、朱震亨并举,应称为"金元五大家"。

(2)学术思想渊源

张元素的学术思想渊薮于《内经》,同时博采诸家之长,特别是仲景的《伤寒杂病论》、华氏的《中藏经》、王冰的《素问释文》、钱乙的《小儿药证直诀》、刘完素的《素问玄机原病式》等对他的影响最大。张氏采纳了华氏《中藏经》分辨脏腑虚实寒热、生死顺逆脉证等主要观点,并与自己的临床实践相结合,著成了《脏腑标本寒热虚实用药式》,大大充实了脏腑辨证的内容,使之臻于完善。在药物学方面,张氏以《内经》五脏苦欲补泻的理论为指导,进一步揭示了"五味学说"的内涵,并阐述了它的具体用法和临床意义。在方剂学方面,张氏虽然提出了"古方新病不相能也"的口号,但他并不是对古方一概排斥不用,而是善师古方,从临床上检验古方之优劣,择其优者而用之。

钱乙的学术思想,对张元素影响很大。钱乙《小儿药证直诀》,其对小儿生理、病理和五脏辨证的阐发,对惊风等儿科疾病的独到论述,以及善于化裁古方、自制新方等学术思想,不仅推动了儿科学的发展,且对后世各家产生了广泛的影响。其中,易水学派之脏腑议病说,远绍《内经》《中藏经》之旨,近承钱乙"五脏辨证"之义,无论张元素还是其后李杲等人,无不受钱氏学术思想的直接影响。其后,钱乙学术思想对温病学说也有影响。吴瑭《温病条辨》从三焦立论,阐发叶桂温热学说,但其中《解儿难》

一卷，强调小儿"稚阴稚阳"，秉承和进一步诠释了钱氏脏腑柔弱、肌骨嫩怯、易虚易实、易寒易热的小儿生理病理观点与用药规律，其学术思想受钱氏影响不言自喻。

金元诸大家学说渊源，刘完素受北宋韩祇和、庞安时、朱肱的影响较多。他们都是倡导伤寒为热病，演变而为刘氏的主火论。张元素则受《中藏经》和钱乙的影响较多，主张五脏论病。两位大医学家的学术思想不同，但关系密切。如易水老人专门用以课徒的《医学启源》，亦就是李东垣的启蒙著作，其中有很大一部分是引用河间之论。其中卷"内经主治备要"中的五运主病、六气为病、五运病解、六气病解，几乎全部是刘河间的《原病式》之文，而且提纲挈领，眉目更为清楚；又如"六气方治"中的列方叙证，亦大半取材于刘河间的《宣明论方》；再如《脏腑虚实标本用药式》中的命门相火说，亦是类同于《原病式》所论而加以发挥。

（3）时代社会文化因素

宋代理学是中国古代思想史中的一个重要阶段，宋代理学对于以金元四大家为代表的金元医家有着诸多方面的影响。首先，宋代理学家打破了传统经学的沉闷局面，他们从"舍传求经"发展到"以作代述"，在阐发儒家经典的同时，结合自己的思考和观察，提出了独立的见解和学说，最终形成了自成体系的宋代理学。这种治学方法对金元医家产生了极大影响，他们从研习《内经》入手，结合自己临证实践经验，用新的思想来阐发《内经》的传统理论，提出独立的学术见解，开创了医学发展的新局面。其次，宋代理学对金元医家的影响还表现在学术流派的形成和学术论争的风气上。宋代理学的各个学术流派之间，在学术思想上既有继承和吸收，也有争鸣与辩论，它们为宋代思想界带来了一股生气勃勃的空气，对于金元医家两大学术流派的形成有着明显影响。河间与易水两大医学流派与宋代理学流派在形式上也十分相似。首先，二者都有着流传有序的师承授受关系。在宋代理学论争的学术风气影响下，金元医家开始在中医学的病机病理、治法治则等方面展开了探讨论争。河间与易水之学的学术论争带来了金元时期中医理论的繁荣与发展，使两派学说在争鸣与吸收当中不断地得到充实与完善。

金元时期是中国医学史上以争鸣与创新为主要学术特点的时代，这与当时较为宽松的社会文化背景、理学的兴起以及医家个人不同的文化思想基础有关，是医学流派形成的社会文化因素。金元时期从政治、经济、文化各方面进行改革，鼓励创新，推荐贤能，学术气氛活跃，这个时期就文化而言，是一个比较宽松开明的时代。宋代思想家的治学方法对金元医家产生的影响，最集中地表现在对《内经》的研究上。理学各学派之间的学术论争也对金元医家产生了很大的影响，金元医家开始在中医学的病机病理、治法治剂等方面展开了探讨与论争。医家个人的不同文化思想基础对医学流派的形成有较大影响，主要是在治学方法或思维方式上对业医者个人有渗透作用，金元成就较大的医家大都具备精深的儒学修养。同时医学家本身的个性化特征也很明显。

从金元时期政治思想领域受到少数民族思维的冲击，学术气氛自由务实，儒士从医、格物致知、政治格局变迁等各种社会因素，均对金元时期方剂学创新及交流特点产生较大的客观影响。分析这些影响，可以发现医学外部的社会因素对医学发展所起的作用。少数民族统治下思想意识领域的变化刺激了方剂学发展，表现为对《伤寒论》方剂的发展和创新。大批儒士入医门，他们良好的知识结构以及"格物致知"的研究精神，使得此时期医学、方剂学发展出现了新的局面。方剂学主要表现在以病因病机研究为基础的新方创制、制方理论的深入研究上。金元时期政治格局变化对方剂学发展与交流的影响，在方剂学方面则表现为南北组方用药特色的各异和南北医方书传播交流的阻断。由于此时期社会动荡，统治混乱，方剂学集大成著作较其他朝代则见逊色。

2. 易水学派的形成与发展

易州张元素是南宋时期杰出的医学家。与刘完素同时，张氏除精通《内经》《难经》《伤寒论》等经典之外，对华佗《中藏经》、钱乙《小儿药证直诀》都有深入研究，故其学博大精纯，著有《医学启源》《洁古珍珠囊》《脏腑标本用药式》《洁古家珍》等书。张氏在学术上有卓越见解，提出"运气不齐，古今异轨，古方新病不相能也"的论点。张氏在对药物上的研究方面，阐发药物与五运六气的关系，分析药物五气六味属性，发明药物有升降浮沉的作用，强调药物归经与五脏苦欲补泻的意义以及制方遣药的特点。在临床实践上，受到钱仲阳及刘完素的影响，亦多用寒凉方药，但他又重视培养脾土，这两个方面是张氏学术上的特点，他的学术思想和治疗经验，与刘完素同中有异。

《医学启源·点校序言》曰："子和传守真之学，明之传洁古之学，则四人者，实即易水学派、河间学派的师承授受。"给张元素在中医学发展史中确定了恰当地位。张元素学识渊博，根基扎实，其学始从经典入手，他对药物之研究，命门、三焦之论述，皆据《内》《难》典籍而予阐发。《脏腑标本用药式》继承了华佗《中藏经》之特点，在临证选方遣药时，除师法《伤寒论》《金匮要略》外，又较多地接受了钱氏《小儿药证直诀》之五脏补泻方、刘氏《宣明论》主寒凉治热病诸方法经验，《汤液本草·序》称"观洁古之说，则知仲景之言"，颇有见识。其学说的传人，则有门人李杲、王好古，子张璧，再传弟子罗天益等，中医学史上誉为"易州张氏学"。当然任何师徒相传之学也绝不是墨守成规，结合现实加以阐发，发展其学说，才赋予这个学派的生命力，这也就是科学发展的必然性。

易水学派是以张元素为代表，以探讨脏腑虚损病机为主要研究方向的一个医学流派。其在学术上受到了《金匮要略》《中藏经》《小儿药证直诀》

应用脏腑辨证方法的影响，概括总结出以脏腑寒热虚实进行病机辨证和施治用药的方法，并根据药物的归经、气味、阴阳属性等来对脏腑进行温凉补泻。张氏对《内经》《难经》的脏腑理论和前人的脏腑辨证法做了重要的补充和发展。张氏的学术观点经其弟子李杲、王好古、罗天益等人的进一步阐发，后又经薛己、赵献可、李中梓、张介宾等人在各自不同的角度上进行发挥，形成了有各种不同学术观点和主张的内容十分丰富的一个学派。李杲师承了张元素的脏腑辨证的方法，突出地对脾胃在生理、病理中的重要作用进行了深刻的研究和阐发，并对"内伤病"提出了完整、系统的理论和治疗方法，丰富了中医学脏腑学说的内容，成为易水学派中极有影响的一位人物。从金元到明末，经易水学派诸家的不断总结和阐发，使中医学对人体脏腑的生理、病理的认识大大地提高了，对内伤虚损引起的各种虚弱性疾病在诊断、治疗上总结出丰富的经验，进一步丰富和完善了中医学脏腑学说的内容。

易水学派对后世医学，有很大的促进作用。张元素倡导古今异轨学说，创有药物归经论，阐发养胃气之理，不拘守古方，自制新方，处方用药自成一家。李杲师承之，创脾胃学说，后世称为补土派。王好古在补养脾胃的基础上，又发明温补脾肾的学说，略变其师法。李杲弟子罗天益，既承其师的学术理论，又旁采诸家学说，复参己意，融会贯通，而著书立说。由明清至近代，对脾胃内伤疾病的治则治法，如健脾养胃、疏肝健脾、补土生津、健脾利湿、温通脾阳等法，均由易水学派发展而来，堪为临证范例，后学津梁。

王好古乃张元素之弟子，又师事于李东垣，其著作《此事难知》内容涉及脏腑、经络、病因病机、荣卫气血、诊断、方药、伤寒辨证等方面，内容详尽，观点新颖。对于伤寒六经的辨证深入详细，颇受后世医家推崇。特别是通过对三焦的认识、药物归经、头痛诊断和治疗三个方面，可以窥见王好古作为易水学派的重要医家，继承和发展了张元素、李东垣的学术思想，并对后世医家的学术思想及临床实践产生了深远的影响。

明代著名医家李时珍在编著《本草纲目》的过程之中，搜罗百氏，其于医药学理论方面独重易水张元素、李东垣之学。李时珍认为："欲疗病，先察病原，先候病机。"从《本草纲目·百病主治》看，每病皆以脏腑结合寒热虚实或风湿气血等进行辨证选药，可见他是十分赞同张元素的脏腑病机证治理论的。《本草纲目》序例部分，李时珍摘引了包括气味阴阳、升降浮沉、四时用药例、五运六气用药式、六腑五脏用药气味补泻、五脏五味补泻、脏腑虚实标本用药式、引经报使等张元素的主要药物学理论及观点。同时，李时珍认真总结了张元素、李东垣等人运用药物的经验，并对张元素引经报使说具体运用有所发挥。在临床遣方用药方面特别注重胃气，乃本张李之说，从胃阴与胃阳两个方面来考虑慎用苦寒之药，无疑是对易水之学一大发展，其于临床有着极大指导意义。

易水学派是探讨脏腑发病机理的一大学派，特别对脏腑虚损病机的探讨，注重脾胃、肾命水火在脏腑发病中的重要作用。张元素汇集前人有关脏腑辨证的成就，并加以发展，倡言以寒热虚实论脏腑病机，发明药物"归经"及"引经报使"学说，治病以养胃气为本，首倡命门为相火之原、主三焦元气等说，为易水学派学术思想的发展奠定了基础。李杲师承张元素学术思想，以脾胃立论，阐发脾胃内伤病机，为"补土派"的宗师。明代私淑易水学术思想的薛己、赵献可、张景岳等人，以肾命水火立论，探讨脏腑虚损病机，是温补派之先导。以脾胃、肾命水火立论，阐发脏腑虚损病机，善用温补方药治疗虚损病证，是易水学派的学术思想体系。

3. 学术思想探析

（1）脏腑病机辨证

中医脏腑辨证肇始于《内经》，经历了漫长的历史时期，其理论体系以宋金时期为分水岭，之前为系统研究阶段，之后为专题研究阶段。其中系统研究阶段以《内经》《中藏经》《备急千金要方》为代表；专题研究阶段以易水学派张元素、李杲、温补学派、扶阳学派为代表，研究范畴主要为脾胃学说与肾命学说。脏腑辨证体系在形成与发展过程中，各有不同的时代特征和规律。深入揭示脏腑辨证的时代特征和基本规律，可为当今的辨证规范提供新的研究思路与方法，具有重要意义。

金元医家张元素开创易水学派，著《医学启源》，回溯脏腑辨证学说之源《内经》，承《中藏经》、钱乙、刘完素之说，结合用药心得，以藏象学说为基础，从脏腑寒热虚实、五运六气之化、五脏苦欲、药物气味厚薄阴阳讨论病机辨证及处方用药，从而建立理法方药完备的脏腑辨证论治体系，是结合实践发扬创新理论的典范。在脏腑辨证学说发展的历史上，近人评价"元素在这方面的发挥较孙思邈的脏腑虚实辨证、钱乙的五脏虚实辨证都要系统而精细得多"。张元素创立的这一辨证论治体系，反映了整体观、恒动观，从零散到系统，从经验到理论，这是张元素建立的以藏象学说为基础的传统脏腑辨证论治体系的价值所在。

金元时期，脏腑辨证学说经张元素总结发展成为完备的辨证论治体系。张元素为开启后学而著医学纲要之作《医学启源》，阐发医学始终以《内经》藏象学说为依据，着眼于脏腑，按理法方药全面论述。自《内经》之理、《中藏经》之法，到钱乙之方，张元素全面吸纳了各时期脏腑辨证论治的成就，并创立了一套较为完备的以脏腑为纲的辨证论治体系，标志着脏腑辨证学说已达到新的高峰。

金元时期，脏腑病机的全面总结应首推刘完素，这是继《内经》之后对脏腑病机的再次阐发。由于脏腑病机是指导脏腑辨证不可或缺的核心理论，所以被同时期的张元素所采纳，成为其脏腑辨证用药模式的有机组成部分。其后，李东垣的脾胃论、朱丹溪的相火论等都显示该时期医家对脏腑病机的认识愈加深入和丰富，并对明清两代医家产生了直接或间接的影响。

理学对金元医学的影响广泛而深远，具体到脏腑辨证学说，反映在医家将哲学范畴的某些重要命题作为说理工具来阐释脏腑病证病机，带来脏腑辨证学说的深化与繁荣。

张元素为易水学派的创始人，精研《内经》理论，旁参《中藏经》《千金要方》等著作，并结合自己数十年临证经验，自成一家，在分析脏腑病机、脏腑辨证、脏腑病变用药上颇有特色，独树一帜。他把《中藏经》中分辨脏腑虚实寒热、生死逆顺脉证法诸篇，全部收录到自己的著作中，并结合自己数十年的临床经验，对脏腑辨证进行了较系统的总结与论述。除心包络外，张元素把每一脏腑，均从生理、病变、发展、预后以及治疗方药等方面进行一一阐述，组成了五脏六腑十一经辨证系统。其论述特点是以寒热虚实为纲，标病本病分明，因机立法，治有标的。以"虚者补之，实者泻之，寒者温之，热者寒之"为总法则，结合不同的脏腑功能特性分别采用了不同的治疗法则和药物，而针对每一个脏腑，其具体治疗法则根据脏腑的不同特性而灵活多变。李东垣在继承张氏之说的基础上，独重脾胃，开创脾胃内伤之说。王好古、罗天益及其子张璧均师承其学，各有创见，形成独具一格的易水学派。

（2）运气学说运用

张元素对五运六气的研究，是在继承《内经》《中藏经》和钱乙"五脏辨证"的基础上，用运气盛衰变化来分析人体生理病理，研究治疗的方药，并创立了"脏腑辨证"说。他运用五运六气阐述疾病发病的时间特点，根据六气发病规律阐发治疗方法，运用五运六气归纳药性。张元素依据药物气味厚薄阴阳升降的作用，将常用诸品分为五类，张氏称之为"药类法象"，意即药物分类取法于天地五运之象。张氏运用五运六气确定方剂配伍方法，以五行生克的原理，拟订了风、暑、湿、燥、寒五类制方大法。张元素对药物理论的阐述深受运气学说的影响。由于他认为古今运气不同，古方新病不相能，因此他化裁古方，别出新意，对后世遣方制药有很大启发。

运气学说，是我国古代研究天时气候变化以及气候变化对人体发病影响的一种学说，它是中医学理论体系的一个组成部分。近年来，随着生物医学、气象医学的发展，其愈加闪烁着瑰宝之光辉。其在中医学发展的鼎盛时期即金元时期运用于理、法、方、药，尤其是在病机学和治疗学两个方面。刘完素之火热论、亢害承制论与张元素之脏腑辨证说是运气学说运用于病机学上的典范，治疗学上主要是张元素的遣药制方论。他将药物之归属、方剂之配伍与运气有机地联系在一起，并提出："运气不齐，古今异轨，古方新病不相能也"的论断，为后期之医学发展提供了理论依据。因此金元时期关于运气学说的运用对后世发生了深远之影响，至今仍具有临床指导意义。

金元时期，由于理学格致论理的影响，不少医家较为深入地探讨运气所述天地自然造化之理与人体现象和疾病变化的关系，并指导临床对病因、病机的认识以及药物的使用，促进了五运六气理论与临床诊疗思想的进一步融合，涌现出了从不同角度理解和运用运气的医学大家，形成了不同的医学流派，引起了学术界的争鸣，推动了金元医学的发展。刘完素崇六气大化而创寒凉学派；张元素重脏腑标本虚实辨证而倡古今异轨，强调药物升降浮沉、性味诸法，制定药类法象，依法组方遣药，发明药物归经和引经报使；张从正主张运气为病尤重攻邪之法；李杲阐发脾胃升降之机而创补土学派。后世以六气大司天之理分析金元医家的学术观点变化，多承袭陆懋修所论："守真申明仲景用寒之治，以其所值为燥火也；东垣以脾胃立论，专事升阳者，以其所值为寒湿也；丹溪专事补阴者，以其所值又为火燥也。"从五运六气理论角度而非社会学角度，更好地解释了金元时期各学术流派的形成原因，为今天客观、公正地认识五运六气理论，更为深刻地理解五运六气理论在中医理论体系和中医诊疗实践中的地位与价值，提供了有力的支持与保证。

（3）中药药性理论

药性升降浮沉学说是中药学基本理论的重要内容。这一理论虽创立于金元时期，实导源于《内经》气机升降学说，并首先在张仲景诸方中得到具体应用。《内经》系统地论述了气机升降出入的理论，指出气的升降出入是人体生理功能的基本形式，一旦气机升降出入失衡，就会导致五脏六腑、阴阳气血的功能紊乱。张仲景可以说是药性升降浮沉理论的最早实践者，在其所创方剂中，很重视药物升降浮沉之性，如《伤寒论》葛根汤、《金匮要略》茯苓泽泻汤诸方。仲景于复杂证中，抓住体现疾病本质的主证，详审升降之机，巧妙应用药物升降浮沉之性，以升制降，以降制升，以浮制沉，以沉制浮。

金元时期是我国医药学大发展时期，张元素在前人的基础上，根据药物气味厚薄阴阳的特性，结合自己的临床实践，创立了升降浮沉的用药理论。张氏还发明药物的"引经报使"之说，即利用某些具有升降浮沉特性的药物作舟楫，以载药直达病所。以李时珍为代表的明清医药学家为这一理论增加了许多新的内容，使之更臻完善。这是古代众多医药学家集体智慧的结晶，目前正愈来愈引起人们的重视。

张元素《脏腑标本寒热虚实用药式》以药物气味作为配伍用药的基础理论，实为创见。《脏腑标本寒热虚实用药式》被明代李时珍收入《本草纲目》，其他医著也多有收录。他对所用药物做了比较系统的整理，将五脏六腑各分标本、寒热、虚实、补泻诸条，而阐述诸药都无不涉及药物气味及据气味的配伍，形成了独特的用药体系，对指导临床用药极有价值。张元素对气味配伍理论的运用及其所做的贡献，主要表现在以下四个方面：其一，创立药物升降浮沉说，并将之与气味配伍之说联系。其二，发明药物归经理论和引经报使说，并将之与气味配伍制方之说联系。其三，根据气味配伍制方。其四，动静调节。"动病治之以静"，须运用"守而不走"之药物，"静病治之以动"，须运用"性走而不守"的药物。

关于药物应用，不仅继承了前贤四气五味等理论，而且以药物的气味厚薄阴阳、升降浮沉、归经等分类阐述其功效，对后世药物研究产生了深远影响，为中药学研究开拓了新的领域。张氏以《内经》气味厚薄阴阳来阐释药物功效，使理论与实践紧密地结合起来，证实了《内经》气味厚薄理论的正确性。并结合四时风热湿燥寒、生长化收藏、升降浮沉等规律，将药物分为风升生、热浮长、湿化成、燥降收、寒沉藏五类。从《医学启源·药类法象》所选药物来看，既按"药类法象"从不同属性归类，兼顾中药之升浮沉降、四气五味、归经和功效，体现了张氏在药物分类上灵活应用气味厚薄阴阳理论的特点。

张元素治病，多不循古，"自成家法"。他十分注重临床实践，依据《内经》所论，对药物气味厚薄阴阳做了深入的阐述，创药物气味厚薄阴阳和升降浮沉学说，认为药物气味的差异，决定了其不同作用。寒、热、温、凉是药的气，酸、苦、辛、咸、甘、淡是药的味。气味相合，而成药性，这是药效作用的根本所在。在气味中分厚薄，就是在阴阳中又分阴阳，说明气薄者未必尽升，味薄者未必尽降。以药物气味厚薄阴阳，来决定药物的升降浮沉作用，这是张元素的创见。影响药物升浮降沉的因素，除药物本身气味厚薄外，还与入药部分的不同以及加工炮制、配伍的不同有关。此外，张元素还十分重视药物的"走"与"守"。如黑附子、大黄"其性走而不守"，干姜"见火后稍苦，故守而不走也"。这些认识对于揭示药物性能和指导临床用药都有重要意义。

张元素开拓药物学的分类、药性及归经报使理论和实践，为药物学研究的重大创新。药物分类以脏腑经络、药性法象为纲要，重在临床切用。首创"气味厚薄寒热阴阳升降图说"，以脏腑气机、治法纲要、药性要旨、用药用方、药性生熟、药用根梢等归纳药性气味升降浮沉补泻，并以实例证之。创新药物归经、引经报使理论，在各药条目下注明其所属经脉，说明同类药物的区别应用则与所属经脉有关，开创药物学"的药（靶向药物）"之先河。立法制方遣药很有特色，设三感之病与三才治法、气味厚薄与制方法度、脏腑苦欲补泻、规范脏腑虚实标本用药式等，以成一家之言。

（4）中药归经理论

张元素精究《内经》，师法仲景，不仅在脏腑辨证方面具有系统的理论，在治疗上重视脾胃，成为"易水学派"的开山之人，而且在药性理论的形成方面也做出了新贡献。这主要体现在《医学启源》和《洁古珍珠囊》二书中。首次发明药物归经学说和引经报使学说，将《内经》"苦能坚肾"理论上升为"苦能坚阴"理论。其贡献对后世影响很大，元明诸家都未脱张氏学说之窠臼。同时，张氏在前人的基础上结合自己丰富的临床经验，创制药物升降浮沉学说，并分别从气味厚薄、炮制、药物质地、用药部位等方面，探讨与升降浮沉的关系。

张氏首创药物归经，认为药物归经以其药性而各归其经，在治疗上能力专效宏。张氏认为制方必须有引经药才能更好地发挥作用，引经药是一个向导，可引导全方的效力归于某脏腑或某部位。这是张氏在遣药制方上的又一新发明。并且，张氏根据药物气味与病机，以五行相生相克为法则，将制方遣药分为五大类，即风制法类、暑制法类、湿制法类、燥制法类、寒制法类。

易水学派创始人张元素，在遣药治方学上，继承和发扬前人的经验，创造了"引经报使"理论，并确立了十二经引经报使药，对后世方药学的发展产生了深远的影响，同时也引起了学术争鸣。引经药是引导药力入经的药物，使药力直达病所。归经理论属于中医对药物的药理认识，引经药是归经理论的具体运用，直到今天仍然具有一定的临床实用价值。可是，张氏对引经药的认识和解释，由于受历史条件的限制，存在着不够完善和不够合理的一面。表现为：其一，引经药不完善。在十二经引药中，有的经只有升浮的引经药，而无沉降的引经药；有的经只有沉降的引经药，而无升浮的引经药。其二，引经药的副作用。引经药固有引导药力入经的作用，但其副作用不容忽视。如具升浮性质的引经药都具有耗气伤阴的副作用，具沉降性质的引经药既有清热泻火之功能，又具抑郁阳气的副作用。因此在配方中引经药的剂量不宜过大。有些方剂本身有直达病所的作用，故可不另加用引经药。引经药在方剂的组织法度中居于"使药"地位，只具有先驱先行作用，故不能喧宾夺主，混淆主次。

易水学派是我国医学史上一个重要的医学流派，他们对药性的研究颇有心得，创立了药物归经、升降浮沉等学说，并且在临床用药上有诸多发挥，对我国本草学的发展做出了重大贡献。张元素在前贤基础上，通过长期的临床实践及研究，认识到药物作用的发挥与脏腑经络间存在着必然的联系，于是将药物性味与脏腑经络有机联系起来，创立了药物归经学说。其所著《洁古珍珠囊》，虽载药113味，然已有30多味药提到了归经或类似归经的内容。在药物归经的基础上，又根据某些药物对某经的特殊作用，创立了引经报使说。张元素依据《内经》所论，对气味厚薄阴阳做了深入的阐述，创立了药物升降浮沉学说，重视甘温药的应用与随证而施，根据脾喜温运、胃宜润降的生理特点，确定了治脾宜守、宜补、宜升，治胃宜和、宜攻、宜降等治则。

张元素集前贤之大成，发《内经》之微义，结合自己数十年的临床经验，把药物的应用与脏腑的生理及病理变化密切相联，在使脏腑辨证论治形成了一个较完整的体系时，亦使药物的应用形成了理论体系，使得脏腑辨证之理法方药应用更加准确、方便，且可举一反三，执简驭繁。张氏在脏腑辨证论治中每每先述脏腑的生理及所主病证，详分标本之病，再辨寒热而用药。这种药物分类方法很受后世推崇，药物学巨著《本草纲目》亦收录了此内容。张氏注重脏腑生理功能，"恢复其常"是其用药法则。张氏在完善脏腑辨证体系的同时，把五行学说应用于中药药性理论上来，其在五脏用药时，始终贯彻着"虚则补其母，实则泻其子"的原则。《脏腑标本虚实寒热用药式》一书的成就及贡献还在其完善了命门学说。

4. 临证经验

（1）脾胃病证治

张元素继承前人的经验，结合自己数十年的临证实践，自成一个从脏腑寒热虚实以言病机辨证的学说体系。张氏脏腑议病的主导思想，使他对于脾胃虚实病证的治疗，有着比较系统、完整的方法。根据脾喜温运、胃宜润降的特点，分别确定了治脾病宜守、宜补、宜升，治胃病宜和、宜攻、宜降等治则，可谓深得治脾胃病的奥旨。张元素在药物研究方面上，以《内经》理论为指导，又参以运气之说，对药物的气味、补泻、归经等，进行深入探讨。列举了黄芪、人参、甘草、半夏、白术、苍术、陈皮、青皮等二十一味，阐明其各自的气味厚薄及升降浮沉的特点，以及在脾胃病中的运用。

张元素注重脾胃的扶养与当时社会战乱频繁、民不聊生的背景有关。张氏认为，脾为万物之母，胃乃人之根本。以脾胃的生理特点为基础，结合经络循行，论脾胃所伤的病理特点，标本寒热虚实各有不同；论脾胃病治疗的基本法则，升降补泻，各有偏重；论脾胃病治疗的方药特色，将药物五味属性与脾胃苦欲补泻相结合，兼顾药物归经及引经报使，见解独到，自成一家。

张元素的医学成就主要表现在用药、制方两个方面。用药重在辨药物的气味厚薄、升降浮沉和归经。药物的升降浮沉作用主要受药物气味的支配与制约，而在人体的作用趋向不同。同一药物，由于入药部位不同，升降浮沉作用各异。深刻理解药物的性味及其归经，则力专用宏，疗效更著。制方则重在灵活化裁仲景、钱乙所创之方，以养胃气为本，在这种思想的指导下，开创了制方的新途径。

（2）杂病证治

张元素治疗中风，提出"气血凝滞，营卫郁结"是中风的基本病理变化，宗《金匮要略》中风有中脏、中腑之分，《卫生宝鉴·中风论》言及"大抵中腑者多着四肢，中脏着多滞九窍"。明确指出中风中脏多在里，表现为"即不识人"的神昏、偏瘫等为主；中风中腑病在表，其病相对于中脏为轻，表现为"肌肤不仁"等肢体拘急不仁，脉浮恶风等。其治疗"病在里用下法，病在表用汗法"。对于汗法的应用，张元素以续命汤为基础，提倡六经分证，如《洁古家珍·风门》云："风中腑者，先以加减续命汤，随证发其表。"太阳中风，无汗恶风加麻黄，恶风有汗加桂枝；阳明有汗身热，不恶风，加葛根，无汗身热，不恶寒，合白虎汤；太阴无汗身凉加附子；少阴有汗无热加桂枝、附子；少阳肢节挛痛或麻木不仁加羌活、连翘。均以开发腠理，调和营卫而设。中风中脏者，是由于神机失用，脏腑失调，气机更加壅滞，浊邪不降，痰热壅滞，腑气不通，肠燥便秘，而形成腑实证，表现为"唇吻不收，舌不转而失音，鼻不闻香臭，耳聋而眼瞀，大小便秘结"的里实证，故张元素提出应用通腑法治疗，其云"中脏则大便多秘涩，宜三化汤通其滞"，创立三化汤，用大黄、枳实、厚朴等泻下以疏通腑气，此类通腑治疗中风之法在其弟子李东垣以及后世医家中均有应用。

张元素辨治咳嗽，执简驭繁，其辨证分为"有声无痰、有痰无声、有声有痰、久不愈者"四个方面。用药精练独特，凡嗽以五味子为君，有痰者半夏为佐，喘者阿胶为佐，有热无热，俱用黄芩为佐，但分两多寡不同。张元素喜用防风，因其性平缓，为"风药中之润剂"，较其他风药少有升散太过、耗伤正气之虞。辨治咳嗽，无论有痰无痰，均配伍防风。并注重咳者，配伍开宣肺气；嗽者，配伍化痰利湿。

张元素论治心病（冠心病），宗脏腑元气论，认为防止心病的发病，当重视饮食起居。在病因病机方面，"不通则痛""不荣则痛"是痛证的基本病机，其"痛随利减"即通利治法，对心病的治疗具有重要的指导意义。在辨证论治方面，其提出的气虚火热型胸痹心痛在临床上应引起重视。易水诸家在治疗胸痹心痛证时，既体现了顾护脾胃元气、养正祛邪的学派特点，又分别从脏腑辨证、脾胃学说、阴证学说、三焦寒热辨治等角度论治，为心病的治疗提供了新的思路。在心病的遣方用药方面，易水学派对心经标本寒热虚实的用药法式做了详细说明，并创立了生脉散、草豆蔻丸等治疗冠心病的名方。其提出的引经报使理论，使药物可以有效地作用于靶点，更为后世广泛应用。

张元素以《内经》理论为依据遣方用药，对药物的气味厚薄阴阳升降、药物分类、五味五脏苦欲补泻、药物的归经和引经报使等方面进行了研究。九味羌活汤由张元素所创，是体现张元素分经论治、引经报使理论典型的代表方。在审察病因病机，辨别脏腑寒热虚实，了解药物气味厚薄寒热阴阳升降之理的基础上，以五行相生相克为法则，从而拟订原则组方，制方之法分为风制法、暑制法、湿制法、燥制法、寒制法。将遣药和制方巧妙联系，将钱乙的地黄丸、泻青丸、安神丸等作为治疗脏腑病变的标准方剂，随其立方原则加减，补充相应的药物。当归拈痛汤就是把湿制法、风升生、湿化成等遣方用药理论结合运用的例证。基于脏腑辨证思想阐发"脾胃病治法"，根据脾胃特性，创制相应的治法和方药，如枳术丸以补养脾胃为主兼治痞消食，体现了他"养正积自除"之重视脾胃的思想。

（3）针灸成就

张元素的针灸学术思想主要是宗法《内经》《难经》，并有新的发挥。代表作《洁古云岐针法》，包括"云岐子论经络迎随补泻法""王海藏拔原法""洁古刺诸痛法"等，当是张元素父子及其学生王好古等的经验集锦。《洁古云岐针法》载有"接经法"，阐发《难经·六十八难》，以脏腑辨证为基础，重点发挥针刺用穴。元代罗天益撰写的《卫生宝鉴·卷七》载有"大接经从阳引阴、从阴引阳治中风偏枯法"。张元素在《灵枢·热病》与《素问·水热穴论》以及仲景《伤寒论》等的基础上，发展和充实了针刺治疗伤寒热病的内容。

张元素不仅重视脏腑辨证及扶养胃气，同时在针灸方面也做出了很大的贡献，其学术思想在其弟子的医书中均有体现，主要有取五输穴治疗伤寒、中风大接经治疗学说、取同经原穴治疗脏腑病、特定穴放血疗法等，这些思想均被运用临床，取得了很好的临床疗效。

张元素是河北针派的奠基人之一，其子张璧，又称云岐子，继承家学，对针灸造诣颇深，因而形成了历史上著名的"洁古云岐针法"。洁古、云岐的针灸学成就与特点表现为：对经络学说的发挥，其《洁古珍珠囊》对药物归经进行了全面的补充，《医学启源》进一步完善了经脉的辨证学说，发展了以经络脏腑为核心的中医辨证论治理论体系；对伤寒热病针灸法的补充，《济生拔萃·云岐子论经络迎随补泻法》的前半部分记载着伤寒热病的针灸补泻取穴，进一步充实了热病针灸法的内容；倡"大接经"之说治疗中风偏枯，即针刺十二井穴以治疗中风偏枯之法，此法一直为后世临床所重视，至今人们治疗脑血管病犹奉为准绳。

综上所述，在中医药学发展的历史长河中，张元素作为易水学派的创始人，继承轩岐、仲景经典，参悟华佗、钱乙医术，发扬脏腑病机证治，阐明五运六气因机证治，首创中药归经与引经报使理论，临床经验丰富，学术思想独树一帜，宋金时期自成一家，名满天下。一代宗师，又有张璧、李杲、王好古、罗天益等传承其学，私淑者众，贡献卓著，故青史留名。其立德、立功、立言，千古不朽，永世传颂！

张元素

参考文献

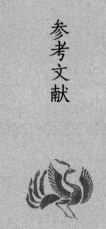

［1］张元素撰，任应秋点校．医学启源．北京：人民卫生出版社，1978.

［2］张元素．脏腑标本药式．中国医学百科全书．上海：上海科学技术出版社，1987.

［3］张元素．洁古珍珠囊．北京：中华书局，1991.

［4］张元素．洁古老人注王叔和脉诀．海外回归中医善本古籍丛书．北京：人民卫生出版社，2002.

［5］黄帝内经素问．北京：人民卫生出版社，1963.

［6］灵枢经．北京：人民卫生出版社，1964.

［7］难经．北京：科学技术文献出版社，2004.

［8］东汉·张机．伤寒论．北京：人民卫生出版社，1987.

［9］东汉·张机．金匮要略．北京：人民卫生出版社，2005.

［10］三国·华佗．中藏经．北京：学苑出版社，2007.

［11］晋·王叔和．脉经．北京：人民卫生出版社，1962.

［12］唐·孙思邈．备急千金要方．北京：人民卫生出版社，1957.

［13］宋·钱乙．小儿药证直诀．北京：人民卫生出版社，1959.

［14］金·刘完素．素问玄机原病式．北京：人民卫生出版社，1956.

［15］金·刘完素．素问病机气宜保命集．北京：人民卫生出版社，2005.

［16］金·张子和．儒门事亲．北京：人民卫生出版社，2005.

［17］金·李杲．脾胃论．北京：人民卫生出版社，2005.

［18］金·李杲．兰室秘藏．北京：人民卫生出版社，2005.

［19］元·王好古．汤液本草．北京：人民卫生出版社，1956.

［20］元·王好古．医垒元戎．中国医学大成续集．上海：上海科学技术出版

社，2000.

[21] 元·王好古. 此事难知. 北京：中国中医药出版社，2008.

[22] 元·杜思敬. 济生拔萃. 涵芬楼影印元刻本，1938.

[23] 元·朱震亨. 格致余论. 北京：中国中医药出版社，2005.

[24] 元·罗天益. 卫生宝鉴. 北京：中国中医药出版社，1963.

[25] 明·李时珍. 本草纲目. 北京：中国中医药出版社，2004.

[26] 明·李梴. 医学入门. 北京：中国中医出版社，1995.

[27] 明·薛己. 薛氏医案. 北京：中国中医药出版社，1997.

[28] 明·王肯堂. 证治准绳. 北京：人民卫生出版社，2003.

[29] 明·张介宾. 类经. 北京：人民卫生出版社，1985.

[30] 明·张介宾. 景岳全书. 北京：人民卫生出版社，2007.

[31] 明·赵献可. 医贯. 北京：人民卫生出版社，1959.

[32] 明·汪绮石. 理虚元鉴. 北京：人民卫生出版社，2005.

[33] 明·龚廷贤. 寿世保元. 北京：人民卫生出版社，1996.

[34] 明·孙一奎. 医旨绪余. 北京：中国中医药出版社，2008.

[35] 明·徐春甫. 古今医统大全. 北京：人民卫生出版社，1991.

[36] 清·吴谦等. 医宗金鉴. 北京：中国中医药出版社，2006.

[37] 清·张璐. 张氏医通. 北京：中国中医药出版社，1995.

[38] 清·赵术堂. 医学指归. 北京：人民卫生出版社，1988.

[39] 清·李用粹. 证治汇补. 北京：人民卫生出版社，2006.

[40] 清·冯兆张. 冯氏锦囊秘录. 北京：人民卫生出版社，1998.

[41] 清·徐大椿. 医学源流论. 北京：人民卫生出版社，2007.

[42] 清·高士宗. 医学真传. 天津：天津科学技术出版社，2000.

[43] 清·林珮琴. 类证治裁. 北京：人民卫生出版社，2005.

[44] 清·周学海. 读医随笔. 北京：中国中医药出版社，1997.

［45］清·陈梦雷.古今图书集成医部全录.北京：人民卫生出版社，1988.

［46］陈邦贤.中国医学史.北京：商务印书馆，1995.

［47］任应秋.中医各家学说.上海：上海科学技术出版社，1980.

［48］宋向元.补土学说的由来［J］.中医杂志，1962，（2）：27.

［49］一帆.李杲的辨证用药特点［J］.福建中医药，1962，（3）：29-30.

［50］俞长荣.试论张元素的学术成就［J］.中医杂志，1962，（5）：38-41.

［51］王少华.苍术和白术的研究［J］.江苏中医，1962，（11）：12-15.

［52］一帆.王好古的学术见解及其辨证特点［J］.福建中医药，1963，（1）：
36-37.

［53］沈仲理.易州张元素学说及其发展的探讨［J］.上海中医药杂志，
1963，（5）：30-35.

［54］金寿山.试论"易州张氏学"［J］.中医杂志，1963，（6）：36-40.

［55］金寿山.关于《素问病机气宜保命集》的作者问题［J］.上海中医药
杂志，1963，（8）：38-40.

［56］黄文东.继承整理李东垣学说的体会［J］.上海中医药杂志，1978，
12（1）：18-20.

［57］张志远.金元四家传［J］.山东中医学院学报，1980，（3）：38-43.

［58］李钟文.谈谈药物的升降浮沉［J］.湖南中医学院学报，1980，（3）：
59-62.

［59］柯利民.金元"四大家"的学术争鸣［J］.中医药学报，1980，（4）：
58-62.

［60］余瀛鳌.枳术丸源流及其变方［J］.中医杂志，1980，21（5）：68.

［61］张述峰.刘完素与张洁古［J］.云南中医学院学报，1981，4（4）：29.

［62］贺又舜.试述《医学启源》的制方用药特点［J］.中医杂志，1981，
22（12）：9-11.

［63］唐肖洪. 易水学派对祖国医学发展的贡献［J］. 福建中医药，1982，
　　　（1）：47-50.

［64］沈敏南. 王好古之"阴证学说"探讨［J］. 安徽中医学院学报，1982，
　　　17（4）：5-6.

［65］何任. 脾胃学说述略［J］. 浙江中医学院学报，1982，6（5）：46-48.

［66］俞尔科. 海藏老人阴证说刍议［J］. 上海中医药杂志，1982，16（7）：
　　　32-34.

［67］丁光迪. 略论《脾胃论》的成就［J］. 新中医，1982，14（9）：53-
　　　55，9.

［68］张俊荣. 中药引经药的作用探讨［J］. 新中医，1982，14（11）：51-52

［69］张志远. 易水学派四家传（上）［J］. 山东中医学院学报，1983，7（1）：
　　　46-50.

［70］张志远. 易水学派四家传（下）［J］. 山东中医学院学报，1983，7（2）：
　　　67-70.

［71］李仁述. 易水学派的源流及贡献［J］. 中医药学报，1983，11（2）：
　　　51-54.

［72］丁光迪. 金元诸大家的学说渊源［J］. 安徽中医学院学报，1983，18
　　　（2）：6-9.

［73］王祖雄，郭秀琴. 王好古《阴证略例》初探［J］. 贵阳中医学院学报，
　　　1983，5（2）：6-8.

［74］魏贻光. 初探易水学派学术思想体系的形成［J］. 福建中医药，1983，
　　　14（3）：46-49.

［75］程宝书. 张元素学术思想初探［J］. 吉林中医药，1983，3（3）：7-9.

［76］林起铨. 试论李杲内伤学说［J］. 安徽中医学院学报，1983，18（3）：
　　　8-10.

［77］孙溥泉.古代中医文献中的避讳［J］.山东中医学院学报,1983,（4）:54–55.

［78］曾广盛,石卫人.当归拈痛汤的外科应用［J］.中医杂志,1983,24（6）:36–37.

［79］谢文光.谈栀子治虚烦不得眠及心中懊恼［J］.中医杂志,1984,25（2）:77–78.

［80］程宝书.当归拈痛汤出自何处［J］.上海中医药杂志,1984,18（2）:18.

［81］洪文旭.张元素诊病［J］.陕西中医,1984,5（2）:34.

［82］田广秀,田勇.论汗及汗法［J］.河北中医,1984,6（2）:11–13.

［83］张琪.我对以黄芪为主之复方的临床运用［J］.黑龙江中医药,1984,14（2）:1–4.

［84］魏稼."洁古云岐针法"探析［J］.上海针灸杂志,1984,3（3）:39–42.

［85］龙江人.讳字与古医籍版本考察［J］.中医药学报,1984,（4）:53.

［86］程宝书《素问病机气宜保命集》著者之考辨［J］中医药学报,1984,（4）:48–51.

［87］唐肖洪.对《金史》关于张元素评价的不同看法［J］.新中医,1984,16（6）:45–46.

［88］涂晋文,石汉碁,王鹏.李时珍医学思想初探［J］.中医杂志,1984,25（8）:19–21.

［89］谢建军.辛味能"润"辨析［J］.陕西中医,1984,5（8）:4–5.

［90］丛新日.当归拈痛汤不是李东垣所创［J］.中医杂志,1985,26（1）:80.

［91］韦绪性.王好古《阴证略例》读后［J］.河北中医,1985,7（1）:6–7.

［92］田代华,丛林,邵冠勇.金元争鸣四大家（上）［J］.山东中医杂志,1985,（1）:62–64.

［93］王道瑞.金元时期关于运气学说的运用［J］.青海医学院学报,1985,

（1）：68-73.

［94］王祖雄. 易水学派脏腑议病说及其发展演变［J］. 中医杂志, 1985,
26（2）：75-77.

［95］程宝书. "金元四大家"之说失于偏颇［J］. 黑龙江中医药, 1985, 15
（2）：14-15.

［96］田代华, 丛林, 邵冠勇. 金元争鸣四大家（下）［J］. 山东中医杂志,
1985,（2）：61-63.

［97］丁光迪. 张元素学术成就的探讨［J］. 南京中医学院学报, 1985,（2）：
1-5.

［98］王晓鹤. 金元医家的学术争鸣［J］. 山西中医, 1985, 1（3）：59-60.

［99］李仁述. 朱震亨易水思想初探［J］. 陕西中医学院学报, 1985,（4）：
9-12.

［100］李仁述. 朱震亨对易水学派的学术贡献［J］. 贵阳中医学院学报,
1985, 7（4）：1-4.

［101］丁文, 李俊杰. 试论李东垣学术思想特点［J］. 河北中医, 1985, 7
（4）：3-4.

［102］陈克正. 对"《素问病机气宜保命集》著者之考辨"一文的补充和商
榷意见［J］. 中医药学报, 1985,（5）：33-35.

［103］连建伟. 名方选解（五）［J］. 浙江中医学院学报, 1985,（6）：56-57.

［104］周一谋. 李杲与"传道医"［J］. 中国农村医学, 1986,（1）：56.

［105］闵漱石. 略论张元素的针灸学术思想和成就［J］. 上海针灸杂志,
1986, 5（1）：39-41.

［106］李仁述.《活法机要》考［J］. 甘肃中医学院学报, 1986,（1）：53-54.

［107］江东向. 引经药刍议［J］. 安徽中医学院学报, 1986, 21（2）：65-66.

［108］于福江. 润肠丸并非李东垣所创［J］. 中医药学报, 1986,（3）：51.

［109］刘春甫. 柴胡配伍之我见［J］. 内蒙古中医药，1986，5（3）：36.

［110］赵德田. 金元医学的革新思想［J］. 医学与哲学，1986，7（4）：10-12.

［111］孙志芳. 试论易水学派的发展及其对后世医学的影响［J］. 河北中医，1986，8（4）：6-8.

［112］张光奇，刘宏伟. 张元素的脾胃学说初探［J］. 贵阳中医学院学报，1986，8（4）：12-13.

［113］陆文彬. 试论张元素与"易水学派"［J］. 黑龙江中医药，1986，16（5）：48-49.

［114］丁光迪. 王好古的学术成就［J］. 南京中医学院学报，1987，（2）：36-38.

［115］车振武. 枳术丸源流浅析［J］. 天津中医，1987，4（3）：20.

［116］白兆芝. 试论张元素的治学方法与思路［J］. 山西中医，1987，3（4）：1-4.

［117］谭素娟.《阴证略例》是研究三阴证之专著［J］. 中医函授通讯，1987，6（5）：12-13.

［118］鲁兆麟. 李杲医案选析［J］. 北京中医，1988，6（1）：58-59.

［119］长青. 张元素［J］. 山西中医，1988，4（3）：43.

［120］孙培林，施仲安. 易水学派对药性理论的贡献［J］. 南京中医学院学报，1988，（3）：5-8.

［121］刘明，陶洁. 气虚发热之我见［J］. 吉林中医药，1988，8（4）：49-50.

［122］杨卓寅. 东垣老人生平考——兼对"内伤"和"新病"两个问题商榷［J］. 江西中医药，1988，19（6）：8-10.

［123］刘友樑. 黄芪的配伍及其效用［J］. 福建中医药，1989，20（1）：37-38.

［124］王今觉，章国镇. 当归归肺经的探讨［J］. 中国医药学报，1989，4（3）：56-58.

[125] 刘友樑.明功效，辨体用——谈中草药禀性气质与取类比象[J].福建中医药，1989，20（4）：39-40.

[126] 严永清，吴建新，钱健雄.生脉散的历代文献考查[J].中国中药杂志，1989，14（5）：3-5.

[127] 邓铁涛.延缓衰老中药药理研究之思路与方法小议[J].中药药理与临床，1989，5（5）：1-3.

[128] 赵玉辰.试探张元素的成功因素[J].河北中医，1989，11（6）：36.

[129] 刘永昌.张元素对中药药性理论的贡献[J].山东中医学院学报，1990，14（4）：16-18.

[130] 李今垣.论升麻[J].天津中医，1990，7（6）：30-31.

[131] 赵双.浅议张元素引经报使药[J].黑龙江中医药，1991，20（2）：51.

[132] 阎俊杰.王好古对阴证的认识与治疗[J].山西中医，1991，7（5）：6-7.

[133] 鲍晓东.《素问病机气宜保命集》的作者辨析[J].浙江中医学院学报，1991，15（5）：36-38.

[134] 丁光迪.金元医学之崛起[J].中医函授通讯，1991，10（5）：2-7.

[135] 李纬才.以辛"补"肝刍议[J].陕西中医，1991，7（10）：479.

[136] 金绪美.《脾胃论》初探[J].四川中医，1991，9（12）：58.

[137] 张友和，张晓莉，郭淑芬.浅析张元素遣药论[J].内蒙古中医药，1991，10（S1）：96.

[138] 彭昆成.九味羌活汤治验二则[J].湖南中医杂志，1992，8（1）：38-39.

[139] 吴允耀.略谈易水学派治外感热病的若干特点[J].福建中医药，1992，23（2）：5-6.

[140] 程光东.引药归经法初探[J].甘肃中医学院学报，1992，9（3）：11-25.

［141］杨天荣.张元素对脾胃学说的两大贡献［J］.北京中医，1992，11（4）：34-36.

［142］许振华.中药引经探要［J］.贵阳中医学院学报，1992，14（4）：63.

［143］罗亚雄.集针灸汤液大成者罗天益［J］.上海针灸杂志，1992，11（4）：31.

［144］朱中骥.当归拈痛汤临证心得［J］.湖南中医杂志，1992，8（5）：16-17.

［145］阎俊杰.运用海藏温补方药治疗阴证验案举隅［J］.江西中医药，1992，23（6）：39.

［146］杨天荣.王好古"阴证论"与脾胃学说［J］.北京中医，1992，11（6）：46-47.

［147］刘建新.张元素药物气味厚薄理论浅析［J］.山西中医，1993，9（1）：41-42.

［148］邹勇.浅议"苦能坚阴"［J］.吉林中医药，1993，13（1）：49.

［149］杜建忠.风药探微［J］.内蒙古中医药，1993，12（1）：35-36.

［150］胡丽华.小议王好古昼夜择时服药方法［J］.江西中医药，1993，24（2）：58.

［151］任翼.张元素生年小考［J］.辽宁中医杂志，1993，20（2）：23-24.

［152］鲍晓东.《洁古家珍》问世原委窥测［J］.浙江中医学院学报，1994，18（3）：40-41.

［153］胡剑慧.柴胡临床应用宜忌辨［J］.皖南医学院学报，1994，13（4）：355-356.

［154］郭瑞华.升麻功用辨析［J］.山东中医学院学报，1994，18（6）：398-401.

［155］杨景柱.易水学派之开山——张元素［J］.河北中医，1994，16（6）：

3-4.

[156] 董泽宏 . 论张仲景与张元素学术思想的内在联系 [J]. 北京中医药大学学报，1995，18（1）：17-19.

[157] 符友丰 . 刘河间、张洁古生年考 [J]. 中医文献杂志，1995，（2）：21-22，27.

[158] 苏春梅，顾文芳 . 张元素药物升降浮沉学说探讨 [J]. 山西医学院学报，1995，26（2）：172-173.

[159] 林毅 . 试论宋代理学对金元医家的影响 [J]. 医学与哲学，1995，16（3）：135-137.

[160] 崔南洋 . 川芎治疗头痛的临床体会 [J]. 基层中药杂志，1995，9（3）：47-48.

[161] 王守长 . 九味羌活汤治验3则 [J]. 陕西中医，1996，17（3）：133.

[162] 王利胜 . 中药的定向"载体"——药引 [J]. 陕西中医，1995，16（4）：183-184.

[163] 张恭 . 张元素归经理论探析 [J]. 四川中医，1995，13（4）：4-5.

[164] 任渭丽，董兴武 . 漫谈"遣药制方论" [J]. 陕西中医函授，1996，（2）：7-9.

[165] 干祖望 . 四大家与金元四大家 [J]. 医古文知识，1996，（2）：40.

[166] 林洪，林平 . 从《用药式》探讨甘草的临床功效 [J]. 福建医药杂志，1996，18（3）：124-125.

[167] 张恩英 . 中药引经药作用初探 [J]. 青海医药杂志，1996，26（11）：62-63.

[168] 庄天衢 . 关于阴火病机的探讨 [J]. 中医文献杂志，1997，15（2）：12-13.

[169] 孙承莉 . 李时珍医学思想初探 [J]. 贵阳中医学院学报，1997，19（2）：

2-4.

［170］刘娟，王永吉. 枳术丸的加减及应用［J］. 山西中医，1997，13（4）：48-49.

［171］吴鸿洲. 李时珍《奇经八脉考》成就探［J］. 上海中医药杂志，1997，31（6）：24-26.

［172］张友和，张晓莉，郭淑芬. 浅析张元素遣药论［J］. 内蒙古中医药，1997，16（S1）：96.

［173］吴燕芳. 试论药性气味厚薄［J］. 上海中医药杂志，1998，32（2）：14-15.

［174］邓先瑜. 中药升降浮沉源流钩玄［J］. 时珍国药研究，1998，9（2）：8-9.

［175］任春荣，于克慧. 刘完素与妇科［J］. 陕西中医函授，1998，（2）：6-7.

［176］王今觉.《韵语珍珠囊》著者探析［J］. 中国医药学报，1998，13（5）：24-27，82.

［177］王永利. 脾胃学说发展探要［J］. 中医函授通讯，1998，17（5）：32-33.

［178］张永平，卓同年.《内经》"淫邪发梦"理论探析［J］. 上海中医药杂志，1998，（6）：38-39

［179］孙晓波. 有关中药"引经"及"药引"的探讨［J］. 中医药研究，1998，14（6）：9-10.

［180］王今觉.《药性赋》著者探析［J］. 中国医药学报，1999，14（1）：11-13，79.

［181］傅沛藩. 钱乙学术思想对宋后医学流派影响初探［J］. 中医文献杂志，1999，17（1）：11-12.

［182］杨顺强. 白术的临床新用［J］. 贵阳中医学院学报，1999，21（1）：41-42.

［183］贾宗方．李东垣生平年鉴初考［J］．陕西中医学院学报，1999，22（5）：
42-44.

［184］邓铁涛．李东垣的科研成果、方法与启示［J］．新中医，1999，31（6）：
9-10.

［185］高磊，李岩．九味羌活汤加减治疗风湿型头痛28例［J］．四川中医，
1999，17（8）：35.

［186］蔡伟玲，尤国伟．评"黄柏润肾燥"说［J］．时珍国医国药，1999，
10（9）：719.

［187］朱鹰，侯俊玲．试析李东垣对枳术丸的发挥［J］．山西中医，2000，
16（2）：48-49.

［188］王和天，董子亮，赵荣莱．《脏腑标本虚实寒热用药式》对中药学的
贡献［J］．北京中医，2000，19（3）：42-43.

［189］王今觉．《药性赋》著者探析［A］．1999中药研究论文集［C］．2000.3.

［190］马海安，宋石峰．浅议张元素引经药［J］．中医药研究，2000，16（4）：
51.

［191］王玉芳．论辛散法治肝［J］．山东中医药大学学报，2000，24（6）：
448-450.

［192］车玮，吴云波．《阴证略例》的学术价值［J］．南京中医药大学学报
（自然科学版），2000，16（6）：371-372.

［193］周刚，徐刚，龚千峰．浅探中药升降浮沉传统理论的形成方法——试
探法［J］．第一军医大学分校学报，2001，24（1）：15-16.

［194］朱海燕，崔健昆．黄芪与升麻柴胡配伍机理特点与应用［J］．中医药
学刊，2002，20（1）：47-48.

［195］李光秀．论张元素用药制方特点［J］．现代中西医结合杂志，2001，
10（15）：1479-1480.

［196］张挺，李相昌."脾主升清"之源流探析［J］.中医药学刊，2002，20（1）：74-75.

［197］李光秀.王好古学术思想研究［J］.首都医药，2001，8（7）：54.

［198］王玉凤.论王好古对阴证学说的贡献［J］.福建中医学院学报，2002，12（1）：53-54.

［199］边玉麟，朱定军.李东垣风药疏肝探析［J］.安徽中医学院学报，2002，21（2）：5-6.

［200］冯保华，周洁.《珍珠囊补遗药性赋》作者辨［J］.中医研究，2002，15（2）：59.

［201］李玉清.略论李时珍对归经学说的贡献［J］.天津中医学院学报，2003，22（1）：7-8.

［202］张焱.谈张元素对药物的研究贡献［J］.长春中医学院学报，2003，19（1）：8.

［203］周俊兵.金代医学教育的主要成就［J］.河南中医，2003，23（2）：66-67.

［204］刘佩弘.李东垣医著考［J］.中医药通报，2003，2（2）：105-107.

［205］许敬生，李成文，陈艳阳，等.宋元医药文化中心南移的研究（续）［J］.江西中医学院学报，2003，15（3）：19-24.

［206］牛学恩.张元素论治脾胃病特点初探［J］.四川中医，2003，21（3）：2-3.

［207］刘宁，李文刚.孙思邈学术思想对金元医家的影响［J］.北京中医，2003，22（3）：50-51.

［208］谷胜东.金元时期社会因素对方剂学发展的影响［J］.中华医史杂志，2003，33（3）：28-32.

［209］李成文.宋金元时期中医学发展特点及其对后世的影响［J］.中国医

药学报，2003，18（3）：133-135，191.

［210］李成文，鲁兆麟."金元五大家"说［J］.北京中医药大学学报，2003，26（4）：21-22.

［211］刘毓.浅析组方中引经药的应用［J］.湖北中医杂志，2004，26（1）：39-40.

［212］王绵之.方剂学之发展（下）［J］.中国中医药现代远程教育，2003，1（7）：12-14.

［213］程昭寰，王永炎.张元素气味配伍理论述要［J］.浙江中医杂志，2003，38（10）：3-4

［214］李玉清.试论药物归经学说对方剂学发展的影响［J］.中国中医基础医学杂志，2003，9（10）：12-13.

［215］尚冰.论易水学派之脾胃学说［D］.辽宁中医学院，2003.

［216］周俊兵.元代医学教育的主要成就［J］.辽宁中医杂志，2003，30（6）：437-438.

［217］杨雪梅.《医学启源》与脏腑辨证［J］.天津中医药，2004，21（1）：47-49.

［218］杨雪梅.《脾胃论》与脏腑辨证［J］.天津中医学院学报，2004，23（2）：63-65.

［219］马成.论"分经用药"对中医方剂配伍的影响［J］.新疆中医药，2004，22（4）：34-36.

［220］哈小博.漫谈九味羌活汤［J］.开卷有益（求医问药），2004，23（9）：11.

［221］刘时觉.金代医籍年表［J］.中医药学报，2004，32（6）：44-46.

［222］李俊哲.从张元素学术角度浅析《内经》五脏五味补泻理论［J］.中医研究，2004，17（6）：8-9.

［223］王清.凉血祛斑汤治疗过敏性紫癜45例［J］.辽宁中医杂志，2004，31（11）：936.

［224］方春阳.李东垣年谱约编（上）［J］.浙江中医杂志，2004，39（6）：6-8.

［225］李凯.王好古《医垒元戎》学术思想研究［D］.河北医科大学，2005.

［226］李冀，孙琳林，柴剑波.浅谈李东垣对枳术丸的运用［J］.福建中医药，2005，36（6）：50-51.

［227］杨雪梅，李德杏，王玉兴.金元时期脏腑辨证学说发展特点研究［J］.天津中医药大学学报，2006，25（2）：62-65.

［228］李林，张明锐.金元时期医学的特色［J］.内蒙古中医药，2005，24（6）：41.

［229］赵双，关金茹.浅议张元素引经报使药［J］.哈尔滨医药，2005，25（6）：67-68.

［230］陈继岩.浅谈中药的升降浮沉学说［J］.河北中医，2005，27（12）：928-929.

［231］陈勇，郭平，张廷模.试论中药补阴功效的不同理论依据［J］.中医杂志，2005，46（6）：406-408.

［232］徐立军.浅析李东垣脾胃思想的形成及贡献［J］.中医教育，2006，25（3）：69-71.

［233］胡冬裴.心病治疗规律探索［J］.四川中医，2006，24（4）：32-33.

［234］朱艳萍.运气学说对金元医学的影响［J］.辽宁中医药大学学报，2006，8（4）：24-26.

［235］王磊."脾胃论"之我见［J］.中国中医基础医学杂志，2006，12（8）：568-569，577.

［236］李凯，郑丰杰，洪原淑.浅析王好古对易水学派的贡献［J］.辽宁中

医药大学学报，2006，8（6）：50-51.

［237］孟庆云.医中之王道——补土派大师李杲［J］.江西中医学院学报，2006，18（5）：5-8.

［238］哈小博.漫谈当归拈痛汤［J］.开卷有益（求医问药），2006，25（7）：37.

［239］王凤香.《黄帝内经》梦象研究［D］.北京中医药大学，2007.

［240］苏春梅.学派纷呈的金代医学［J］.文史知识，2007，（2）：127-130.

［241］张勇，陈津生.浅议《医学启源》中防风应用经验［J］.浙江中医杂志，2007，42（3）：132-133.

［242］袁艳丽，和中浚.金元医家学术流派产生的社会文化因素［J］.南京中医药大学学报（社会科学版），2007，8（3）：143-146.

［243］王燕平，孙明杰，杨威.《伤寒论》方证的人参功用探讨［J］.中国中医基础医学杂志，2006，12（11）：807-808.

［244］孟庆云.论气化学说［J］.中医杂志，2007，48（5）：389-391.

［245］宋诚挚.论宋金元时期对柴胡功用的认识［J］.中国基层医药，2007，14（11）：1935-1936.

［246］哈小博.漫谈九味羌活汤［J］.开卷有益（求医问药），2007，（9）：30.

［247］张保国，刘庆芳.九味羌活汤药效学研究及临床加味运用［J］.中成药，2007，29（10）：1498-1499.

［248］李凯，郑丰杰，洪原淑.王好古三焦分证对温病学的影响［J］.中华中医药学刊，2007，25（6）：1242-1243.

［249］辛小红.当归拈痛汤对佐剂性关节炎大鼠抗炎镇痛作用及相关理论探究［D］.新疆医科大学，2008.

［250］张瑞.论易水学派的本草学理论［J］.中医药文化，2008，3（2）：26-28.

［251］李一鸣.《内外伤辨惑论》导读［J］.中医文献杂志，2008，26（2）：38-39.

［252］张廷模，陈勇，杨敏.解读汪昂《本草备要》之要［A］.临床中药学学术研讨会论文集［C］.中华中医药学会中药基础理论分会，2008.3.

［253］栾胜军.学习医家张元素的体会［J］.中国现代药物应用，2008，2（13）：109-110.

［254］杨威.金元时期——五运六气理论的创新发展［A］.中医五运六气学术研讨班讲稿汇编［C］.中华中医药学会，2008.5.

［255］安莉萍，辛小红，陈利欣.由当归拈痛汤管窥张元素遣方用药的思想［J］.中华中医药学刊，2008，26（7）：1407-1409.

［256］陈秦英.对《温病条辨》中禁用升麻、柴胡的看法［J］.浙江中医杂志，2008，43（4）：192-193.

［257］石含秀，贾波.桔梗"载药上行"的含义探析［J］.内蒙古中医药，2008，27（15）：42-43.

［258］黄田镔，黄晓朋.《医学启源》学术成就析要［J］.福建中医学院学报，2009，19（1）；58-59.

［259］耿花娥.浅谈中药归经与临床应用［J］.国医论坛，2009，24（2）：36-37.

［260］李永健，钱耀明，乐枫，等.当归拈痛汤在中医外科痛证疾病中的应用经验［A］.第八次全国中医药传承创新与发展学术研讨会论文集［C］.中华中医药学会、中华中医药杂志社，2009.3.

［261］林涛.《脾胃论》之李东垣脾胃学说探讨［J］.中医研究，2009，22（4）：

4-6.

［262］吕光耀，张新春，周光，等.李东垣风药应用中升麻与柴胡配伍特色
分析［J］.山西中医，2009，25（8）：37-38.

［263］夏晨.《阴证略例》学术特色探析［J］.中华中医药学刊，2009，27（6）：
1170-1171

［264］程雅君.纯正道医，高尚先生——金代医家刘完素道医思想辨析
［J］.宗教学研究，2009，（4）：53-61.

［265］金香兰，王左原.试论张元素对五运六气的继承与发展［J］.中国中
医基础医学杂志，2009，15（8）：561-562.

［266］王琳.宋金元时期中药学研究特点浅述［J］.新中医，2009，41（9）：
111-112.

［267］彭天忠，刘锐.张元素药性调节观探析［J］.中医文献杂志，2010，
28（3）：14.

［268］李硕.《黄帝内经》药食气味理论的发生学研究［D］.辽宁中医药大
学，2009.

［269］郑宇.金代医学研究［D］.吉林大学，2009.

［270］权春分.浅谈张元素针灸学术成就［J］.甘肃中医，2009，22（10）：7-8.

［271］关立娟.浅论中药升降浮沉与临床配伍［J］.中国现代药物应用，
2010，4（3）：144-145.

［272］郑齐，潘桂娟.试析《兰室秘藏》消渴门七方［J］.中国中医基础医
学杂志，2010，16（3）：184-185.

［273］张胜，谭圣琰，李生茂，等.生脉散探源［J］.辽宁中医杂志，
2010，37（10）：1918-1919.

［274］彭天忠，刘锐.张元素药性调节观探析［J］.中医药导报，2010，16（5）：
14-16.

［275］赵艳，朱建平.明代中药归经与方剂归经［J］.中医杂志，2010，51（6）：563-565.

［276］王浩，田佳星，廖江铨，等.当归拈痛汤在湿热痹证中的配伍组方思想浅析［J］.中国中医基础医学杂志，2010，16（10）：925-926.

［277］卢红蓉.张元素脏腑病机特点研究［J］.中华中医药杂志，2010，25（8）：1178-1179.

［278］李涵，张明雪.易水学派论治冠心病撷要［J］.光明中医，2010，25（5）：771-773.

［279］滕磊，王学成，忻耀杰.《医学启源》咳嗽的辨治和用药特点探微［J］.上海中医药杂志，2011，45（1）：23-24.

［280］尚素芬.浅谈中药黄芪在临床上的应用［J］.内蒙古中医药，2010，29（17）：83-84.

［281］殷健，陈熙春.从受点学说探讨中药"引经报使"［J］.中医杂志，2010，51（S2）：52-53.

［282］张轶晖，董尚朴.王好古遣药制方的创新［J］.中国民族民间医药，2010，19（14）：184.

［283］相鲁闽.《内外伤辨惑论》中补中益气汤之创用［J］.河南中医，2011，31（3）：217.

［284］杨丽莎，王彤.张元素医学思想及临证经验探析［J］.北京中医药大学学报（中医临床版），2011，18（2）：32-34.

［285］贾云芳，董尚朴，侯仙明.从《此事难知》看王好古对易水学派思想的继承［J］.河北中医药学报，2011，26（2）：13-14.

［286］张轶晖，董尚朴.易水开山张元素的脏腑辨证［J］.赤峰学院学报（自然科学版），2011，（1）：45-46.

［287］常淑枫.王好古治疫思想探析［A］.第十三届中国科协年会中医药

发展国际论坛论文集 [C]. 中国科学技术协会、天津市人民政府，2011.3.

［288］张轶晖，董尚朴. 李东垣脏腑辨证的创新 [J]. 赤峰学院学报（自然科学版），2011，3（3）：152-153.

［289］马巍，王彩霞. 初探李东垣脾胃学说理论 [J]. 辽宁中医药大学学报，2011，13（4）：48-50.

［290］安艳秋. 赵献可对易水学派的贡献 [J]. 中医研究，2011，24（6）：79-80.

［291］谷建军，庄乾竹. 中医脏腑辨证的形成与发展源流 [J]. 世界中西医结合杂志，2011，6（5）：372-374.

［292］毛幸迪，石伟荣. "内伤脾胃，百病由生"的理论源流及临床运用 [J]. 福建中医药，2011，42（5）：62-63.

［293］王琦. 没有新学说就没有新流派 [J]. 北京中医药大学学报，2011，34（5）：293-297.

［294］李兴华. 透过药物炮制，体会易水家法 [J]. 中医药临床杂志，2011，23（4）：355-356.

［295］于海峰，黄嘉财，程伟. 麻黄药性史浅议 [J]. 医学信息，2011，24（9）：5854-5855.

［296］赵志勇. 元代名医王好古与"阴证论" [J]. 当代人，2011，（10）：75-76.

［297］安莉萍，辛小红，程鹏. 当归拈痛汤临床应用概况 [J]. 中华中医药杂志，2011，26（8）：1798-1800.

［298］陈焉然，龙慧珍. 张元素论治脾胃病经验探讨 [J]. 现代中西医结合杂志，2011，20（9）：1119-1120.

［299］温长路. 金元时期医学流派发展的历史反思 [A]. 中国庆阳 2011 岐

黄文化暨中华中医药学会医史文献分会学术会论文集［C］.甘肃省卫生厅、庆阳市人民政府，2011.6.

［300］刘占明.《中藏经》在脏腑辨证体系形成中的地位［J］.中国中医药现代远程教育，2011，9（24）：5-6.

［301］边文静.《素问病机气宜保命集》作者与学术思想研究［D］.河北医科大学，2011

［302］金丽.王好古《阴证略例》版本考证与学术评析［J］.光明中医，2012，27（3）：423-425.

［303］朱丽瑶.《本草品汇精要》食物文献的研究［D］.北京中医药大学，2011.

［304］李梦漪.《本草纲目》的象思维研究［D］.中国中医科学院，2011.

［305］盛励.金代医家张元素组方思想的研究［D］.北京中医药大学，2011.

［306］张真全.李东垣倡风药应用学术思想述要［J］.西部中医药，2012，25（2）：43-45.

［307］旺建伟，赵文静.李东垣《脾胃论》升降浮沉理论之观［A］.中医学术流派菁华——中华中医药学会第四次中医学术流派交流会论文集［C］.中华中医药学会，2012.3.

［308］刘景超，李具双.王好古《此事难知》成书年代考证［J］.中医文献杂志，2012，30（3）：20-21.

［309］熊益亮，林楠."古方今病，不相能也"之探析［A］.第二十一次中医经典文本及医古文研究学术交流会论文集［C］.中华中医药学会，2012.5.

［310］李爽姿，王勤明.从易水学派看中医学术流派的社会功能［A］.中医学术流派菁华——中华中医药学会第四次中医学术流派交流会论

文集［C］.中华中医药学会，2012.4.

［311］杨红莲，段玉红.头痛未必用川芎［J］.浙江中医药大学学报，2012，36（5）：499-500.

［312］杜鹃，王振国.金元医家对五味理论的发展［J］.世界中西医结合杂志，2012，7（4）：338-339，347.

［313］张安富，罗其华，张祥，等.张元素对辨证论治及中药药理的贡献［J］.中国实用医药，2012，7（6）：240-241.

［314］唐昭荣，单兆伟.李东垣风药妙用浅析［J］.中医药通报，2012，11（6）：35-37.

［315］王斌，马运涛.吴深涛运用当归拈痛汤治疗湿热型消渴病痹症举隅［J］.实用中医内科杂志，2012，26（10）：14-15.

［316］孙文广，吴修符."古方新病不相能"辨析［J］.山西中医，2012，28（11）：62.

［317］康佳莉.李杲助阴奇方治尿闭［J］.开卷有益（求医问药），2012，（10）：50.

［318］郑瑞.黄芪配伍浅谈［J］.陕西中医，2012，33（7）：906-907.

［319］孙元莹，吴深涛，王得力.畿辅医派源流概况［A］.中医学术流派菁华——中华中医药学会第四次中医学术流派交流会论文集［C］.中华中医药学会，2012.7.

［320］张再康，张紫微.河间学派和易水学派形成发展过程中的异同比较［J］.中医杂志，2012，53（15）：1339-1340.

［321］应鑫，宋飞飞.《脾胃论》学术思想阐析［J］.中国中医药现代远程教育，2012，10（19）：3-4.

［322］李文华.议王好古论治阴证之特点［J］.中国医药导报，2012，9（26）：108-109.

［323］赵国惠.《黄帝内经》中以脾胃为枢的脏腑模型的数术解构［D］.成都中医药大学，2012.

［324］杜鹃.金元医家药性理论文献研究［D］.山东中医药大学，2012.

［325］杨昆蓉，褚贵保.张元素遣方用药特色探析［J］.云南中医学院学报，2013，36（1）：78-79.

［326］景晓杨，刘妍，王月，等.薛己辨治喉痹医案2例评析［J］承德医学院报，2013，30（2）：171-172.

［327］姚海燕.正史医事中的神异虚夸现象分析［J］.南京中医药大学学报（社会科学版），2013，14（2）：92-94.

［328］胡乾琤，臧力学.臧力学主任调理脾胃经验简介［J］.云南中医中药杂志，2013，34（3）：7.

［329］俞仲毅，韩翠翠.中药升降浮沉研究相关问题探讨［J］.上海中医药大学学报，2013，27（3）：7-12.

［330］高广龙，岳妍.基于张元素脏腑辨证与制方遣药理论探讨十二时辰疾病［J］.山东中医杂志，2013，32（7）：453-454.

［331］姚文轩，刘桂荣.薛己与李杲对枳术丸的认识差异［J］.河南中医，2013，33（5）：784-785.

［332］李志强，杜鹃，孙仕润.归经学说与辨证理论的关系探讨［J］.世界中西医结合杂志，2013，8（6）：544-546.

［333］杨锐，张恒.浅谈中药升降浮沉［J］.中医临床研究，2013，5（7）：55-57.

［334］程培育，王笑民.论东垣外科疾病诊疗特色［J］.辽宁中医药大学学报，2013，15（4）：156-157.

［335］郑洪新，李敬林.张元素对中药分类、药性、归经报使理论的创新［J］.中国中医基础医学杂志，19（12）：1377-1378，1387.

［336］吴昊天，张宝春.易水学派医家张元素生平补正［J］.浙江中医药大学学报，2014，38（3）：263-265.

［337］吴昊天.张元素生平之补正及学术思想的探讨［D］.北京中医药大学，2014.

［338］邢志峰.张元素学术思想与贡献的研究［D］.河北医科大学，2014.

［339］蓝家荣，晏子友，董飞侠，等.钱乙和张元素学术相通性研究［J］.现代中医药，2014，34（6）：50-51.

［340］谢平金，张天成，卢锦东，等.张元素论治中风经验浅析［J］.中国中医急症，2014，23（10）：1869-1871.

汉晋唐医家（6名）

张仲景　王叔和　皇甫谧　杨上善　孙思邈　王　冰

宋金元医家（18名）

钱　乙	成无己	许叔微	刘　昉	刘完素	张元素
陈无择	张子和	李东垣	陈自明	严用和	王好古
杨士瀛	罗天益	王　珪	危亦林	朱丹溪	滑　寿

明代医家（25名）

楼　英	戴思恭	王　履	刘　纯	虞　抟	王　纶
汪　机	马　莳	薛　己	万密斋	周慎斋	李时珍
徐春甫	李　梴	龚廷贤	杨继洲	孙一奎	缪希雍
王肯堂	武之望	吴　崑	陈实功	张景岳	吴有性
李中梓					

清代医家（46名）

喻　昌	傅　山	汪　昂	张志聪	张　璐	陈士铎
冯兆张	薛　雪	程国彭	李用粹	叶天士	王维德
王清任	柯　琴	尤在泾	徐灵胎	何梦瑶	吴　澄
黄庭镜	黄元御	顾世澄	高士宗	沈金鳌	赵学敏
黄宫绣	郑梅涧	俞根初	陈修园	高秉钧	吴鞠通
林珮琴	章虚谷	邹　澍	王旭高	费伯雄	吴师机
王孟英	石寿棠	陆懋修	马培之	郑钦安	雷　丰
柳宝诒	张聿青	唐容川	周学海		

民国医家（7名）

| 张锡纯 | 何廉臣 | 陈伯坛 | 丁甘仁 | 曹颖甫 | 张山雷 |
| 恽铁樵 | | | | | |